【中医经典注释丛书】

《脉经》

注 释

〔晋〕 王叔和 / 撰

张晓梅 杨天舒 / 注释

全国百佳图书出版单位

中国中医药出版社

·北 京·

图书在版编目（CIP）数据

《脉经》注释 /（晋）王叔和撰；张晓梅，杨天舒
注释 . -- 北京 : 中国中医药出版社，2024.5
（中医经典注释丛书）
ISBN 978-7-5132-8711-1

Ⅰ . ①脉… Ⅱ . ①王… ②张… ③杨… Ⅲ . ①《脉经》
Ⅳ . ① R241.11

中国国家版本馆 CIP 数据核字 (2024) 第 063611 号

中国中医药出版社出版

北京经济技术开发区科创十三街 31 号院二区 8 号楼
邮政编码　100176
传真　010-64405721
万卷书坊印刷（天津）有限公司印刷
各地新华书店经销

开本 880×1230　1/32　印张 8.5　字数 197 千字
2024 年 5 月第 1 版　2024 年 5 月第 1 次印刷
书号　ISBN 978 – 7 – 5132 – 8711–1

定价　45.00 元
网址　www.cptcm.com

服 务 热 线　010-64405510
购 书 热 线　010-89535836
维 权 打 假　010-64405753

微信服务号　**zgzyycbs**
微商城网址　**https://kdt.im/LIdUGr**
官方微博　**http://e.weibo.com/cptcm**
天猫旗舰店网址　**https://zgzyycbs.tmall.com**

如有印装质量问题请与本社出版部联系（010-64405510）

出版说明

　　中医药学是中华民族原创的医学科学，是中华文明的杰出代表，数千年来为中华民族的繁衍昌盛作出了重要贡献。中医药学是具有中国特色的生命科学，它以独特的理论一直指导中医临床实践。目前，没有哪门科学技术像中医一样，仍然以中国古代哲学思想指导现实的临床应用。虽然经过探索，仍然没有找到现代意义上的科学方法能驾驭中医临床实践，仍需要以其固有理论指导其临床应用。因此，学习中医固有的思维方法显得十分重要。中医经典是中医学术体系和原创思维的重要载体，是中华民族防病治病经验的宝库，也是中医药传承创新发展的根基。实践证明，学习中医经典著作依然是学习中医的有效方法，也是提高中医疗效的重要途径。

　　"读经典，跟名师，多临床"，是学界公认的中医成才之路。明师难觅，临床经验需要积累，但书人人可读。中医治学的根基就是中医经典，经典永远是中医临床的理论指导，初学中医者读，具有临床经验者读，国医名师、国医大师依然在读，不同层次的阅读者对经典领悟的程度不同，都从经典中汲取智慧。对经典，尤其是对经典原文的阅读，是培养中医思维的最好途径，可使读者回归中医的本源，也可使对中医基本理论、基本知识的理解更加深刻，这就是阅读经典原文的意义。

　　为帮助读者更好地学习中医经典，我们出版了本套"中医经典注释丛书"，丛书包括《〈黄帝内经素问〉注释》《〈灵枢经〉注释》《〈伤寒论〉注释》《〈金匮要略方论〉注释》《〈神农本草经〉

注释》《〈针灸甲乙经〉注释》《〈脉经〉注释》《〈中藏经〉注释》八个分册，旨在向读者提供较好版本，注释其中难以理解的字词，使读者在阅读时能够更好地学习和理解。

　　本套丛书约请中医经典研究领域的专家学者，选用较好版本为底本，校勘原文；在此基础上，对原文中难以理解的字词加以注释，消除阅读和理解障碍；根据书稿情况，按篇（章节）写出提要或篇（章节）解以助读。其体例厘定为篇（章节）解、原文、注释。

　　本次注释，用简体字横排，并进行现代标点，原书异体字、古字、俗写字径改为规范简体字（特殊情况予以保留），其目录根据正文重新整理编排。

　　本套丛书所选版本较好，注释简明，既可作为中医药爱好者学习中医经典的首选读物，也可作为广大中医药专业人员随时查阅的必备案头书。

中国中医药出版社

校注说明

《脉经》乃西晋医学家王叔和所撰，是中国现存最早的脉学专著。其搜集历代医学著作，结合自己的临床实践，系统整理及充实了脉学内容，是对晋代以前脉学的总结。

《脉经》确立了三部脉法和脏腑分候定位，首次将脉象归纳为浮、芤、洪、滑、数、促、弦、紧、沉、伏、革、实、微、涩、细、软、弱、虚、散、缓、迟、结、代、动二十四种，并对每种脉象及所主病证做了具体描述。同时提出浮与芤、弦与紧、革与实、滑与数、沉与伏、微与涩、软与弱、迟与缓八组相类脉象的区别对照，对脉象的鉴别有很大启示。

《脉经》刊行后，自晋至唐历三百余年，虽经战乱，但流传不绝。《隋书·经籍志》最早著录："《脉经》十卷，王叔和撰。"宋代校正医书局曾对此书进行校勘，并颁行大字本与小字本两种版本。在流传过程中，小字本成了南宋及元明《脉经》刊本的母本。现存主要的版本有元天历三年（1330）广勤书堂刻本、明成化间据元泰定本翻刻本、明赵府居敬堂刻本、明万历三年（1577）福建刻本、明佚名氏模刻何本、清道光二十四年（1844）刊《守山阁丛书》本、清光绪十七年（1891）《周氏医学丛书》本、清光绪十九年（1893）杨守敬校勘本等。

本次注释，以元天历三年（1330）广勤书堂刻本为底本。

按照本丛书要求，向读者提供较好版本，适当校勘，注释其中难以理解的字词，消除阅读和理解障碍，使读者在阅读时能够更好地学习。我们在注释时，查阅大量资料，结合临床体会，慎重从事。

由于水平所限，缺点错误在所难免，企望读者提出宝贵意见，以便再版时修订提高。

张晓梅

2024 年 4 月

脉经序

【原文】

脉理精微，其体难辨。弦紧浮芤，展转相类。在心易了，指下难明。谓沉为伏，则方治永乖[1]；以缓为迟，则危殆立至。况有数候俱见，异病同脉者乎！夫医药为用，性命所系。和鹊至妙，犹或加思；仲景明审，亦候形证，一毫有疑，则考校[2]以求验。故伤寒有承气之戒，呕哕发下焦之间[3]。而遗文远旨，代寡能用，旧经秘述，奥而不售[4]，遂令末学，昧于原本，斥[5]兹偏见，各逞己能，致微疴[6]成膏肓[7]之变，滞固[8]绝[9]振起之望，良有以也。今撰集岐伯以来，逮[10]于华佗，经论要决[11]，合为十卷。百病根原，各以类例相从，声色证候，靡不该[12]备。其王、阮、傅、戴、吴、葛、吕、张，所传异同，咸悉载录。诚能留心研穷，究其微颐[13]，则可以比[14]踪[15]古贤，代无夭横矣。

【注释】

[1] 乖：背离，违背。
[2] 校：校对，查对，核实。
[3] 间：《周氏医学丛书》本作"问"。
[4] 售：显露，推行，施展。
[5] 斥：开拓，扩展。
[6] 疴：疾病。

[7] 膏肓：心尖脂肪为膏，心脏与膈膜之间为肓。此处指身体深处。

[8] 滞固：指顽疾。

[9] 绝：穷尽，没有。

[10] 逮：达到。

[11] 决：通"诀"。

[12] 该：通"赅"，完备，包括。

[13] 颐：《周氏医学丛书》本作"颏"。

[14] 比：紧靠，挨着。

[15] 踪：追随。

【原文】

　　天地以生物为心，故古之圣贤，著书立论，教人以医而济[1]人之生也。得其书而自秘者，岂天地圣贤之心乎？夫治病莫重于明脉，脉法无出于王氏《脉经》之为精密。本堂所藏，不敢自秘，先以《针灸资生经》梓行[2]矣，今复刻《脉经》与众共之，庶以传当世济人之道，且无负古人著书之意云。

　　　　　　　　时天历庚午仲夏建安叶日增志于广勤书堂

【注释】

　　[1]济：拯救，救济。
　　[2]梓行：刻版印行。

目 录

新刊王氏脉经卷第一

新刊王氏脉经卷第二

新刊王氏脉经卷第三

新刊王氏脉经卷第四

新刊王氏脉经卷第五

新刊王氏脉经卷第六

新刊王氏脉经卷第七

新刊王氏脉经卷第八

新刊王氏脉经卷第九

新刊王氏脉经卷第十

新刊王氏脉经卷第一

脉形状指下秘决第一二十四种

分述 24 种脉在指下的表现及相类脉象。

【原文】

浮脉，举[1]之有余，按之不足。浮于手下。

芤脉，浮大而软，按之中央空，两边实。一曰手下无，两傍[2]有。

洪脉，极大在指下。一曰浮而大。

滑脉，往来前却[3]流利，展转[4]替替然[5]，与数相似。一曰浮中如有力。一曰漉漉[6]如欲脱。

数脉，去来促急。一曰一息六七至。一曰数者进之名。

促脉，来去数，时一止复来。

弦脉，举之无有，按之如弓弦状。一曰如张弓弦，按之不移。又曰浮紧为弦。

紧脉，数如切[7]绳状。一曰如转索之无常。

沉脉，举之不足，按之有余。一曰重按之乃得。

伏脉，极重指按之，着[8]骨乃得。一曰手下裁动。一曰按之不足，举之无有。一曰关上沉不出，名曰伏。

革脉，有似沉伏，实大而长微弦。《千金翼》以革为牢。

实脉，大而长，微强，按之隐指，愊愊然[9]。一曰沉浮皆得。

微脉，极细而软，或欲绝，若有若无。一曰小也。一曰手下快。一曰浮而薄。一曰按之如欲尽。

涩脉，细而迟，往来难且散，或一止复来。一曰浮而短，一曰短而止。或曰散也。

细脉，小大于微，常有，但细耳。

软脉，极软而浮细。一曰按之无有，举之有余。一曰细小而软。软，一作濡，曰濡者，如白[10]衣在水中，轻手相得。

弱脉，极软而沉细，按之欲绝指下。一曰按之乃得，举之无有。

虚脉，迟大而软，按之不足，隐指豁豁然[11]空。

散脉，大而散。散者，气实血虚，有表无里。

缓脉，去来亦迟，小快于迟。一曰浮大而软，阴浮与阳同等。

迟脉，呼吸三至，去来极迟。一曰举之不足，按之尽牢。一曰按之尽牢，举之无有。

结脉，往来缓，时一止复来。按之来缓，时一止者，名结阳；初来动止，更来小数，不能自还，举之则动，名结阴。

代脉，来数中止，不能自还，因而复动。脉结者生，代者死。

动脉，见于关上，无头尾，大如豆，厥厥然[12]动摇。《伤寒论》云：阴阳相搏名曰动。阳动则汗出，阴动则发热，形冷恶寒。数脉见于关上，上下无头尾，如豆大，厥厥动摇者，名曰动。

浮与芤相类与洪相类，弦与紧相类，滑与数相类，革与实相类，《千金翼》云：牢与实相类。沉与伏相类，微与涩相类，软与弱相类，缓与迟相类。软与迟相类。

【注释】

[1] 举：往上托。与"按"相对而言，举即轻按。

[2] 傍：通"旁"。旁边。

〔3〕却：后退。

〔4〕展转：通"辗转"。来回翻转。

〔5〕替替然：流利的样子。

〔6〕漉漉：流水貌。

〔7〕切：靠近，贴近，按压。

〔8〕着：接触，挨上，附着。

〔9〕愊愊然：坚实的样子。

〔10〕白：通"帛"。丝织物。

〔11〕豁豁然：空虚的样子。

〔12〕厥厥然：动摇的样子。

平脉早晏[1]法第二

清晨切脉法及原理。

【原文】

黄帝问曰：夫诊脉常以平旦[2]，何也？岐伯对曰：平旦者，阴气未动，阳气未散，饮食未进，经脉未盛，络脉调均《内经》作调匀，气血未乱，故乃可诊，过[3]此非也。《千金》同，《素问》《太素》云：有过之脉。切脉动静，而视精明[4]，察五色，观五脏有余不足，六腑强弱，形之盛衰，以此参伍[5]，决[6]死生之分。

【注释】

[1]晏：天明。
[2]平旦：清晨，天亮的时间。
[3]过：错过。
[4]精明：精神状态。
[5]参伍：相互佐证。
[6]决：判断。

分别三关境界脉候所主第三

论述寸关尺部位及主病部位。

【原文】

从鱼际[1]至高骨[2]其骨自高，却[3]行一寸，其中名曰寸口。从寸至尺，名曰尺泽。故曰尺寸。寸后尺前，名曰关。阳出阴入，以关为界。阳出三分，阴入三分，故曰三阴三阳。阳生于尺动于寸，阴生于寸动于尺。寸主射[4]上焦，出头及皮毛竟[5]手。关主射中焦，腹及腰。尺主射下焦，少腹至足。

【注释】

[1] 鱼际：手掌拇指侧肌肉隆起处，形状如鱼，其边缘称鱼际。

[2] 高骨：手腕部近拇指一侧显著隆起的骨突，即桡骨骨端。

[3] 却：退却，向后。

[4] 射：对着，作候解。

[5] 竟：终止，到达。

辨尺寸阴阳荣卫度数第四

论述寸口脉的诊断原理、切脉部位的阴阳属性及反常脉象。

【原文】

夫十二经皆有动脉[1]，独取寸口[2]，以决五脏六腑死生吉凶之候者，何谓也？然。寸口者，脉之大会[3]，手太阴之动脉也。人一呼脉行三寸，一吸脉行三寸，呼吸定息[4]，脉行六寸。人一日一夜凡一万三千五百息，脉行五十度[5]，周[6]于身。漏[7]水下百刻，荣卫行阳二十五度，行阴亦二十五度，为一周晬时[8]也。故五十度而复会于手太阴。太阴者，寸口也，即五脏六腑之所终始，故法取于寸口。

脉有尺寸，何谓也？然。尺寸者，脉之大会要也。从关至尺是尺内，阴之所治[9]也；从关至鱼际是寸口内，阳之所治也。故分寸为尺，分尺为寸。故阴得尺内一寸，阳得寸内九分。尺寸终始一寸九分，故曰尺寸也。

脉有太过，有不及，有阴阳相乘[10]，有覆[11]有溢[12]，有关[13]有格[14]，何谓也？然。关之前者，阳之动也，脉当见九分而浮。过者，法曰太过；减者，法曰不及。遂上鱼为溢，为外关内格，此阴乘之脉也。关之后者，阴之动也，脉当见一寸而沉。过者，法曰太过；减者，法曰不及。遂入尺为覆，为内关外格，此阳乘之脉，故曰覆溢。是真脏之脉[15]也，人不病自死。

【注释】

［1］动脉：经脉搏动的地方。

［2］寸口：切脉部位之一，指腕部桡动脉搏动处。

［3］大会：多条经脉汇集之处。

［4］息：一呼一吸为一息。

［5］度：次。

［6］周：环流。

［7］漏：漏壶，计时用具。

［8］晬时：指一天的某一时辰至次日的同一时辰。

［9］治：管理，治理。

［10］乘：侵犯。

［11］覆：覆下，指脉搏超过尺部。

［12］溢：溢上，指脉搏超过寸部。

［13］关：关闭，不通。

［14］格：格拒，阻隔。

［15］真脏之脉：脉象无从容和缓之感，即无胃气之脉。

平脉视人大小长短男女逆顺法第五

论述正常脉象因人胖瘦、高矮、年龄、性别及性情不同而不同。

【原文】

凡诊脉，当视其人大小[1]、长短[2]及性气[3]缓急。脉之迟速、大小、长短皆如其人形性者，则吉，反之者，则为逆也。脉三部大都欲等，只如小人[4]、细人[5]、妇人脉小软。小儿四五岁，脉呼吸八至、细数者，吉。《千金翼》云：人大而脉细，人细而脉大，人乐而脉实，人苦而脉虚，性急而脉缓，性缓而脉躁，人壮而脉细，人羸而脉大，此皆为逆，逆则难治。反此为顺，顺则易治。凡妇人脉常欲濡弱于丈夫。小儿四五岁者，脉自驶[6]疾，呼吸八至也。男左大为顺，女右大为顺。肥人脉沉，瘦人脉浮。

【注释】

[1] 大小：指人形体的胖瘦高矮。

[2] 长短：高矮。

[3] 性气：性情。

[4] 小人：形体瘦小之人。

[5] 细人：形体瘦长之人。

[6] 驶：古书上说的一种骏马，义为快速、迅疾。

持脉轻重法第六

论述诊脉轻重之法。

【原文】

脉有轻重，何谓也？然。初持脉如三菽^[1]之重，与皮毛相得^[2]者，肺部也。菽者，小豆。言脉轻如三小豆之重。焐眠作皮毛之间者，肺气所行，故言肺部也。如六菽之重，与血脉相得者，心部也。心主血脉，次于肺，如六豆之重。如九菽之重，与肌肉相得者，脾部也。脾在中央，主肌肉，故次心如九豆之重。如十二菽之重，与筋平者，肝部也。肝主筋，又在脾下，故次之。按之至骨，举之来疾者，肾部也。肾主骨，其脉沉至骨。故曰轻重也。

【注释】

［1］菽：豆类的总称。
［2］相得：相当。

两手六脉所主五脏六腑阴阳逆顺第七

论述六脉所主脏腑。

【原文】

《脉法赞》云：肝心出左，脾肺出右，肾与命门，俱出尺部。魂魄谷神，皆见寸口。左主司官[1]，右主司府[2]。左大顺男，右大顺女。关前一分，人命之主。左为人迎，右为气口。神门[3]决断，两在关后，人无二脉，病死不愈。诸经损减[4]，各随其部。察按阴阳，谁与先后。《千金》云：三阴三阳，谁先谁后。阴病治官，阳病治府。奇邪[5]所舍，如何捕取？审而知者，针入病愈。

心部，在左手关前寸口是也，即手少阴经也，与手太阳为表里，以小肠合为府。合于上焦，名曰神庭，在龟—作鸠尾[6]下五分。

肝部，在左手关上是也，足厥阴经也，与足少阳为表里，以胆合为府，合于中焦，名曰胞门—作少阳，在大仓[7]左右三寸。

肾部，在左手关后尺中是也，足少阴经也，与足太阳为表里，以膀胱合为府，合于下焦，在关元[8]左。

肺部，在右手关前寸口是也，手太阴经也，与手阳明为表里，以大肠合为府，合于上焦，名呼吸之府，在云门[9]。

脾部，在右手关上是也，足太阴经也，与足阳明为表里，以胃合为府，合于中焦脾胃之间，名曰章门[10]，在季胁前一寸半。

肾部，在右手关后尺中是也，足少阴经也，与足太阳为表里，以膀胱合为府，合于下焦，在关元右，左属肾，右为子户，名曰三焦。

【注释】

［1］官：我为之主，为官，即我克之脏。

［2］府：我被所主，为府，即克我之脏。

［3］神门：即命门，主命、主神之所。

［4］损减：即减损，损伤。

［5］奇邪：奇，怪，邪也。指邪气。

［6］龟（一作鸠）尾：龟尾，穴名，位于尾骨下，尾骨尖端与肛门连线的中点，俯卧位取穴。鸠尾，穴名，位于上腹部，前正中线上，当胸剑结合部下1寸。此处作鸠尾，义胜。

［7］大仓：即太仓，穴名，即中脘穴，在上腹部，肚脐与胸剑联合连线的中点。

［8］关元：穴名，在下腹部，前正中线上，当脐中下3寸。

［9］云门：穴名，位于胸部，锁骨下窝凹陷中，肩胛骨喙突内缘，前正中线旁开6寸。

［10］章门：穴名，位于腹侧，腋中线第十一肋骨端稍下处，屈肘合腋时，当肘尖尽处。

辨脏腑病脉阴阳大法第八

论述辨脏腑病脉法。

【原文】

脉何以知脏腑之病也？然。数者腑也，迟者脏也。数即有热，迟即生寒。诸阳为热，诸阴为寒。故别[1]知脏腑之病也。腑者阳，故其脉数；脏者阴，故其脉迟。阳行迟，病则数；阴行疾，病则迟。

脉来浮大者，此为肺脉也；脉来沉滑，如石，肾脉也；脉来如弓弦者，肝脉也；脉来疾去迟，心脉也。脉来当见[2]而不见为病。病有深浅，但当知如何受邪。

【注释】

[1] 别：辨别。
[2] 见：通"现"。出现，显现。

辨脉阴阳大法第九

论述辨阴阳脉法。

【原文】

脉有阴阳之法，何谓也？然。呼出心与肺，吸入肾与肝，呼吸之间，脾受谷味也，其脉在中。浮者阳也，沉者阴也，故曰阴阳。

心肺俱浮，何以别之？然。浮而大散者，心也；浮而短涩者，肺也。

肾肝俱沉，何以别之？然。牢[1]而长者，肝也；按之软，举指来实者，肾也。

脾者中州，故其脉在中，《千金翼》云：迟缓而长者，脾也。是阴阳之脉也。

脉有阳盛阴虚，阴盛阳虚，何谓也？然。浮之损[2]小，沉之实大，故曰阴盛阳虚；沉之损小，浮之实大，故曰阳盛阴虚。是阴阳虚实之意也。阳脉见寸口，浮而实大，今轻手浮之更损减而小，故言阳虚，重手按之反更实大而沉，故言阴实。

经言：脉有一阴一阳，一阴二阳，一阴三阳；有一阳一阴，一阳二阴，一阳三阴。如此言之，寸口有六脉俱动耶？然。经言如此者，非有六脉俱动也，谓浮、沉、长、短、滑、涩也。浮者阳也，滑者阳也，长者阳也；沉者阴也，涩者阴也，短者阴也。所以言一阴一阳者，谓脉来沉而滑也；一阴二阳者，谓脉来沉滑而长也；一阴三阳者，谓脉来浮滑而长，时一沉也。所以言一阳一阴者，谓脉来浮而涩也；一阳二阴者，谓脉来长而沉涩也；一阳三阴者，谓脉来沉涩而短，时一浮也。各以其经所在，名病之逆顺也。

凡脉大为阳，浮为阳，数为阳，动为阳，长为阳，滑为阳；沉为阴，涩为阴，弱为阴，弦为阴，短为阴，微为阴，是为三阴三阳也。阳病见阴脉者，反[3]也，主死；阴病见阳脉者，顺也，主生。关[4]前为阳，关后为阴。阳数则吐血，阴微则下利；阳弦则头痛，阴弦则腹痛；阳微则发汗，阴微则自下；阳数口生疮，阴数加微必恶寒而烦挠[5]不得眠也。阴附[6]阳则强[7]，阳附阴则癫。得阳属腑，得阴属脏。无阳则厥，无阴则呕。阳微则不能呼，阴微则不能吸，呼吸不足，胸中短气。依此阴阳以察病也。

寸口脉浮大而疾者，名曰阳中之阳，病苦烦满，身热，头痛，腹中热。

寸口脉沉细者，名曰阳中之阴，病苦悲伤不乐，恶闻人声，少气，时汗出，阴气不通，臂不能举。

尺脉沉细者，名曰阴中之阴，病苦两胫酸疼，不能久立，阴气衰，小便余沥，阴下湿痒。

尺脉滑而浮大者，名曰阴中之阳，病苦小腹痛满，不能溺[8]，溺即阴中痛，大便亦然。

尺脉牢而长，关上无有，此为阴干[9]阳，其人苦两胫重，少腹引腰痛。

寸口脉壮大，尺中无有，此为阳干阴，其人苦腰背痛，阴中伤，足胫寒。

夫风伤阳，寒伤阴。阳病顺阴，阴病逆阳。阳病易治，阴病难治。在肠胃之间，以药和之；若在经脉之间，针灸病已。

【注释】

［1］牢：深居于内，坚固牢实。

［2］损：减损，不足。

［3］反：反常。

［4］关：关脉。

［5］烦挠：烦扰。

［6］附：靠近，附着。

［7］强：发狂。

［8］溺：排尿。

［9］干：干涉，侵犯。

平虚实第十

论述辨脉之虚实之法。

【原文】

人有三虚三实，何谓也？然。有脉之虚实，有病之虚实，有诊之虚实。脉之虚实者，脉来软者为虚，牢者为实。病之虚实者，出者为虚，入者为实；言[1]者为虚，不言者为实；缓者为虚，急者为实。诊之虚实者，痒者为虚，痛者为实；外痛内快[2]，为外实内虚，内痛外快，为内实外虚。故曰虚实也。

问曰：何谓虚实？答曰：邪气盛则实，精气夺则虚。何谓重实？所谓重实者，言大热病，气[3]热脉满，是谓重实。

问曰：经络俱实如何？何以治之？答曰：经络皆实，是寸脉急而尺缓也，当俱治之。故曰滑则顺，涩则逆。夫虚实者，皆从其物类[4]始，五脏骨肉滑利，可以长久。

【注释】

[1]言：言语，说话。
[2]快：畅快无痛。
[3]气：邪气。
[4]类：比类。

从横逆顺伏匿脉第十一

论述脉象吉凶顺逆与隐伏藏匿。

【原文】

问曰：脉有相乘[1]，有从仲景从字作纵[2]字有横[3]，有逆[4]有顺[5]，何谓也？师曰：水行乘火，金行乘木，名曰从；火行乘水，木行乘金，名曰横；水行乘金，火行乘木，名曰逆；金行乘水，木行乘火，名曰顺。

经言：脉有伏匿者，伏匿于何脏，而言伏匿也？然。谓阴[6]阳[7]更相乘[8]、更相伏[9]也。脉居阴部反见阳脉者，为阳乘阴也。脉虽时沉涩而短，此阳中伏阴；脉居阳部反见阴脉者，为阴乘阳也；脉虽时浮滑而长，此为阴中伏阳也。重阴[10]者癫，重阳[11]者狂。脱阳[12]者见鬼[13]，脱阴[14]者目盲。

【注释】

[1]乘：承袭，压服。

[2]纵：纵任其气，乘其所胜。

[3]横：其气横逆，反乘其不胜。

[4]逆：子行乘母，其气逆。

[5]顺：母行乘子，其气顺。

[6]阴：指脉象之阴，即尺部或沉涩而短的脉象。

[7]阳：指脉象之阳，即寸部或浮滑而长的脉象。

[8]更相乘：指阴脉现于阳部，阳脉现于阴部，阴阳交替相

互乘袭。

[9] 更相伏：指阴脉中有时出现阳脉，阳脉中有时出现阴脉，阴阳交替互相隐伏。

[10] 重阴：尺部、寸部均见阴脉。重：重复，重叠。

[11] 重阳：尺部、寸部均见阳脉。

[12] 脱阳：阳气脱离。

[13] 见鬼：精神错乱，视觉失常。

[14] 脱阴：阴气脱离。

辨灾怪恐怖杂脉第十二

论述残贼、灾怪、恐怖之杂脉。

【原文】

问曰：脉有残贼[1]，何谓？师曰：脉有弦、有紧、有涩、有滑、有浮、有沉，此六脉为残贼，能与诸经作病。

问曰：尝为人所难[2]，紧脉何所从而来？师曰：假令亡汗，若吐，肺中寒，故令紧；假令咳者，坐[3]饮冷水，故令紧；假令下利者，以胃中虚冷，故令紧也。

问曰：翕奄沉[4]名曰滑，何谓？师曰：沉为纯阴，翕为正阳，阴阳和合，故脉滑也。

问曰：脉有灾怪[5]，何谓？师曰：假令人病，脉得太阳，脉与病形证相应，因为作汤，比还送汤之时，病者因反大吐，若下痢仲景痢字作利，病腹中痛。因问言：我前来脉时不见此证，今反变异，故是名为灾怪。因问：何缘作此吐痢？答曰：或有先服药，今发作，故为灾怪也。

问曰：人病恐怖[6]，其脉何类？师曰：脉形如循丝[7]，累累然[8]，其面白脱色。

问曰：人愧[9]者，其脉何等类？师曰：其脉自浮而弱，面形乍白乍赤。

问曰：人不饮，其脉何类？师曰：其脉自涩，而唇口干燥也。

言迟[10]者，风也；摇头言者，其里痛也；行迟者，其表强[11]也；坐而伏[12]者，短气也；坐而下一膝[13]者，必腰痛；里实护腹如怀卵者，必心痛。师持脉，病人欠[14]者，无病也；脉之因伸[15]者，无病也一云：呻者，病也。假令向壁卧，闻师到不惊起，而目盼视[16]一云反面仰视。若三言三止[17]，脉之，咽唾，此为诈病。假令脉自和，处言[18]此病大重，当须服吐下药，针灸数十百处乃愈。

【注释】

[1] 残贼：残害，祸害。

[2] 难：诘问。

[3] 坐：因为，由于。

[4] 翕奄沉：翕，收敛；奄，匆促。翕奄沉者，脉体收敛、滑快而沉稳，形容滑脉。

[5] 灾怪：灾，祸患。怪，异常。异常情况，常为祸患之兆。此处指异常情况。

[6] 恐怖：惊恐，惊吓。

[7] 循丝：循按丝缕。

[8] 累累然：接连不断的样子。

[9] 愧：羞愧的。

[10] 言迟：言语迟钝缓慢。

[11] 表强：表邪强急。

[12] 坐而伏：坐而伏身的状态。

[13] 下一膝：一只脚伸下。

[14] 欠：打哈欠。

[15] 伸：引伸肢体。

[16] 目盼视：目光斜视。

[17] 三言三止：多次欲言又止。

[18] 处言：告知。

迟疾短长杂病法第十三

论述根据脉象辨别相应脉证之法。

【原文】

黄帝问曰：余闻胃气、手少阳三焦、四时五行脉法。夫人言脉有三阴三阳，知病存亡，脉外以知内，尺寸大小，愿闻之。岐伯曰：寸口之中，外别[1]浮沉、前后、左右、虚实、死生之要，皆见寸口之中。脉从前来者为实邪，从后来者为虚邪，从所不胜来者为贼邪，从所胜来者为微邪，自病一作得者为正邪。外结[2]者病痈肿，内结[3]者病疝瘕[4]也。间[5]来而急者，病正在心，癥气[6]也。脉来疾者，为风也；脉来滑者，为病食[7]也；脉来滑躁者，病有热也；脉来涩者，为病寒湿也。脉逆顺之道，不与众谋[8]。

师曰：夫呼[9]者，脉之头[10]也。初持之来疾去迟，此为出疾入迟，为内虚外实；初持脉来迟去疾，此为出迟入疾，为内实外虚也。

脉数则在腑，迟则在脏。脉长而弦，病在肝扁鹊云：病出于肝，脉小血少，病在心扁鹊云：脉大而洪，病出于心，脉下坚上虚，病在脾胃扁鹊云：病出于脾胃。

脉滑一作涩而微浮，病在肺扁鹊云：病出于肺，脉大而坚，病在肾扁鹊云：小而紧。脉滑者多血少气，脉涩者少血多气，脉大者血气俱多。又云：脉来大而坚者血气俱实，脉小者血气俱少。又云：脉来细而微者血气俱虚。沉细滑疾者热，迟紧为寒。又云：洪数滑疾为热，涩迟沉细为寒。脉盛滑紧者病在外热，脉小实而紧者病在内冷。

脉小弱而涩谓之久病，脉滑浮而疾者谓之新病。

脉浮滑，其人外热，风走刺[11]，有饮，难治。脉沉而紧，上焦有热，下寒，得冷即便下。脉沉而细，下焦有寒，小便数，时苦绞痛，下利重。脉浮紧且滑直者，外热内冷，不得大小便。

脉洪大紧急，病速进在外，苦头发热、痈肿；脉细小紧急，病速进在中，寒为疝瘕积聚，腹中刺痛。脉沉重而直前绝者，病血在肠间；脉沉重而中散者，因寒食成癥。脉直前而中散绝者，病消渴—云病浸淫痛。脉沉重，前不至寸口，徘徊绝者，病在肌肉遁尸[12]。脉左转而沉重者，气癥[13]，阳在胸中。脉右转出不至寸口者，内有肉癥[14]。脉累累如贯珠不前至，有风寒在大肠，伏留不去；脉累累中止不至，寸口软者，结热在小肠膜中，伏留不去。脉直前左右弹者，病在血脉中，胚血[15]也；脉后而左右弹者，病在筋骨中也。脉前大后小，即头痛目眩；脉前小后大，即胸满短气。上部有脉，下部无脉，其人当吐，不吐者死；上部无脉，下部有脉，虽困无所苦。

夫脉者，血之府也。长则气治，短则气病，数则烦心，大则病进，上盛则气高，下盛则气胀，代则气衰，细则气少《太素》细作滑，涩则心痛。浑浑[16]革革[17]，至如涌泉，病进而危；弊弊绰绰[18]，其去如弦绝者，死。短而急者病在上，长而缓者病在下；沉而弦急者病在内，浮而洪大者病在外；脉实者病在内，脉虚者病在外。在上为表，在下为里；浮为在表，沉为在里。

【注释】

[1] 外别：分别。

[2] 外结：脉浮而结。

［3］内结：脉沉而结。

［4］疝瘕：病名。寒邪与脏气相搏，结聚少腹，冤热而痛，溲出血液者。《素问·玉机真脏论》："脾风勿治。脾传之肾，病名曰疝瘕，少腹冤热而痛，出白，一名曰蛊。"《诸病源候论》卷二十："疝者痛也，瘕者假也，其病虽有结瘕而虚假可推移，故谓之疝瘕也。

［5］间：中间。

［6］癥气：癥结之初。

［7］病食：伤食。

［8］谋：讨论，商讨。

［9］呼：呼气。

［10］脉之头：脉的前头。

［11］风走刺：风邪侵袭而走痛。

［12］遁尸：一种突然发作、以心腹胀满刺痛、喘急为主症的危重病证。

［13］气癥：癥瘕偏气分者。

［14］肉癥：癥瘕偏肉分者，较气分更深一层。

［15］肧血：即衃血，血瘀凝结。

［16］浑浑：广大的样子。

［17］革革：作"急急"解，急如涌泉。

［18］弊弊绰绰：脉象疲弱缓慢。

平人得病所起第十四

论述五脏病与季节、饮食、方位、环境等关系。

【原文】

何以知春得病？无肝脉也。无心脉，夏得病；无肺脉，秋得病；无肾脉，冬得病；无脾脉，四季之月[1]得病。

假令肝病者，西行，若食鸡肉得之，当以秋时发，得病以庚辛日也。家有腥死，女子见之，以明要为灾。不者，若感[2]金银物得之。

假令脾病，东行，若食雉兔肉及诸木果实得之。不者，当以春时发，得病以甲乙日也。

假令心病，北行，若食豚鱼得之。不者，当以冬时发，得病以壬癸日也。

假令肺病，南行，若食马肉及獐鹿肉得之。不者，当以夏时发，得病以丙丁日也。

假令肾病，中央，若食牛肉及诸土中物得之。不者，当以长夏时发，得病以戊己日也。

假令得王脉，当于县官家得之。

假令得相脉，当于嫁娶家得之，或相庆贺家得之。

假令得胎脉，当于产乳家得之。

假令得囚脉，当于囚徒家得之。

假令得休脉，其人素有宿病，不治自愈。

假令得死脉，当于死丧家感伤得之。

何以知人露卧得病？阳中有阴也。

何以知人夏月得病？诸阳入阴也。

何以知人食饮中毒？浮之无阳，微细之不可知也，但有阴脉，来疾去疾，此相为水气之毒也。脉迟者，食干物[3]得之。

【注释】

［1］四季之月：每个季度的最后一个月。

［2］感：感受。

［3］干物：经过干燥处理可以在室温下长期储存的食材。

诊病将差难已脉第十五

论述自愈及难愈的脉象。

【原文】

问曰：假令病人欲差，脉而知愈，何以别之？师曰：寸关尺大小迟疾浮沉同等，虽有寒热不解者，此脉阴阳为平复，当自愈。

人病，其寸口之脉与人迎之脉小大及浮沉等者，病难已。

新刊王氏脉经卷第二

平三关阴阳二十四气脉第一

论述左右寸、关、尺所主脏腑病证及相应针刺治法。

【原文】

左手关前寸口阳绝[1]者，无小肠脉也。苦脐痹，小腹中有疝瘕，王月[2]王字一本作五即冷上抢心[3]。刺手心[4]主经，治阴。心主在掌后横理中即太陵穴也。

左手关前寸口阳实[5]者，小肠实也。苦心下急痹一作急痛。小肠有热，小便赤黄。刺手太阳经，治阳一作手少阳者，非。太阳在手小指外侧本节陷中即后溪穴也。

左手关前寸口阴绝[6]者，无心脉也。苦心下毒，痛，掌中热，时时善呕，口中伤烂。刺手太阳经，治阳。

左手关前寸口阴实[7]者，心实也。苦心下有水气，忧恚发之。刺手心主经，治阴。

左手关上阳绝者，无胆脉也。苦膝疼，口中苦，眯目[8]，善畏，如见鬼状，多惊，少力。刺足厥阴经，治阴。在足大指间即行间穴也，或刺三毛[9]中。

左手关上阳实者，胆实也。苦腹中实，不安，身躯习习[10]也。刺足少阳经，治阳。在足上第二指本节后一寸。第二指当云小指、次指，即临泣穴也。

左手关上阴绝者，无肝脉也。苦癃，遗溺，难言[11]，胁下有邪气，善吐。刺足少阳经，治阳。

左手关上阴实者，肝实也。苦肉中痛，动善转筋。刺足厥阴经，治阴。

左手关后尺中阳绝者，无膀胱脉也。苦逆冷，妇人月使不调，王月则闭，男子失精，尿有余沥。刺足少阴经，治阴，在足内踝下动脉即太溪穴也。

左手关后尺中阳实者，膀胱实也。苦逆冷，胁下有邪气相引痛。刺足太阳经，治阳，在足小指外侧本节后陷中即束骨穴也。

左手关后尺中阴绝者，无肾脉也。苦足下热，两髀[12]里急，精气竭少，劳倦所致。刺足太阳经，治阳。

左手关后尺中阴实者，肾实也。苦恍惚，健忘，目视䀮䀮[13]，耳聋怅怅[14]，善鸣。刺足少阴经，治阴。

右手关前寸口阳绝者，无大肠脉也。苦少气，心下有水气，立秋节即咳。刺手太阴经，治阴，在鱼际间即太渊穴也。

右手关前寸口阳实者，大肠实也。苦肠中切痛，如锥刀所刺，无休息时。刺手阳明经，治阳，在手腕中即阳溪穴也。

右手关前寸口阴绝者，无肺脉也。苦短气咳逆，喉中塞，噫逆。刺手阳明经，治阳。

右手关前寸口阴实者，肺实也。苦少气，胸中满彭彭，与肩相引，刺手太阴经。治阴。

右手关上阳绝者，无胃脉也。苦吞酸，头痛，胃中有冷。刺足太阴经，治阴。在足大指本节后一寸即公孙穴也。

右手关上阳实者，胃实也。苦肠中伏伏[15]一作幅幅，不思食物，得食不能消。刺足阳明经，治阳，在足上动脉即冲阳穴也。

右手关上阴绝者，无脾脉也。苦少气，下利，腹满，身重，四肢不欲动，善呕。刺足阳明经，治阳。

右手关上阴实者，脾实也。苦肠中伏伏如坚状，大便难。刺足太阴经，治阴。

右手关后尺中阳绝者，无子户脉也。苦足逆寒，绝产，带下，无子，阴中寒。刺足少阴经，治阴。

右手关后尺中阳实者，膀胱实也。苦少腹满，引腰痛。刺足太阳经，治阳。

右手关后尺中阴绝者，无肾脉也。苦足逆冷，上抢胸痛，梦入水见鬼，善厌寐[16]，黑色物来掩人上。刺足太阳经，治阳。

右手关后尺中阴实者，肾实也。苦骨疼，腰脊痛，内寒热。刺足少阴经，治阴。

上脉二十四气事。

【注释】

[1] 阳绝：浮取而脉绝不应。

[2] 王月：适合病情进展的月份季节。

[3] 冷上抢心：冷气向上冲击到心部。

[4] 手心：手厥阴心。

[5] 阳实：浮取脉实。

[6] 阴绝：沉取不应。

[7] 阴实：沉取脉实。

[8] 眽目：视物模糊不清。

[9] 三毛：足大趾爪甲后方，即足大趾骨第二节。

[10] 习习：多动的样子。

[11] 难言：难以言状。

[12] 髀：大腿，股部。

〔13〕眄眄：眼睛视物不明。

〔14〕怅怅：怅然不快的感觉。

〔15〕伏伏：有所隐伏阻碍。

〔16〕厌寐：厌，通"魇"。睡觉时做噩梦。

平人迎神门气口前后脉第二

论述左右寸、关、尺脉象与所对应脏腑之虚实。

【原文】

心实

左手寸口人迎[1]以前脉阴实者，手厥阴经也。病苦闭，大便不利，腹满，四肢重，身热，苦胃胀，刺三里。

心虚

左手寸口人迎以前脉阴虚者，手厥阴经也。病苦悸恐，不乐，心腹痛，难以言，心如寒，状恍惚。

小肠实

左手寸口人迎以前脉阳实者，手太阳经也。病苦身热，热来去，汗出—作汗不出而烦，心中满，身重，口中生疮。

小肠虚

左手寸口人迎以前脉阳虚者，手太阳经也。病苦颅际偏头痛，耳颊痛。

心小肠俱实

左手寸口人迎以前脉阴阳俱实者，手少阴与太阳经俱实也。病苦头痛，身热，大便难，心腹烦满，不得卧，以胃气不转，水谷实也。

心小肠俱虚

左手寸口人迎以前脉阴阳俱虚者，手少阴与太阳经俱虚也。病苦洞泄，苦寒，少气，四肢寒，肠澼[2]。

肝实

左手关上脉阴实者，足厥阴经也。病苦心下坚满，常两胁痛，自忿忿如怒状。

肝虚

左手关上脉阴虚者，足厥阴经也。病苦胁下坚，寒热，腹满，不欲饮食，腹胀，悒悒[3]不乐，妇人月经不利，腰腹痛。

胆实

左手关上脉阳实者，足少阳经也。病苦腹中气满，饮食不下，咽干，头重痛，洒洒恶寒，胁痛。

胆虚

左手关上脉阳虚者，足少阳经也。病苦眩、厥、痿，足指不能摇，躄[4]坐不能起，僵仆，目黄，失精，眊眊。

肝胆俱实

左手关上脉阴阳俱实者，足厥阴与少阳经俱实也。病苦胃胀，呕逆，食不消。

肝胆俱虚

左手关上脉阴阳俱虚者，足厥阴与少阳经俱虚也。病苦恍惚，尸厥[5]不知人，妄见，少气不能言，时时自惊。

肾实

左手尺中神门以后脉阴实者，足少阴经也。病苦膀胱胀闭，少腹与腰脊相引痛。

左手尺中神门以后脉阴实者，足少阴经也。病苦舌燥，咽肿，心烦，嗌干，胸胁时痛，喘咳，汗出，小腹胀满，腰背强急，体重骨热，小便赤黄，好怒好忘，足下热疼，四肢黑，耳聋。

肾虚

左手尺中神门以后脉阴虚者，足少阴经也。病苦心中闷，下重，足肿不可以按地。

膀胱实

左手尺中神门以后脉阳实者，足太阳经也。病苦逆满，腰中痛，不可俛仰，劳也。

膀胱虚

左手尺中神门以后脉阳虚者，足太阳经也。病苦脚中筋急，腹中痛引腰背，不可屈伸，转筋，恶风，偏枯，腰痛，外踝后痛。

肾膀胱俱实

左手尺中神门以后脉阴阳俱实者，足少阴与太阳经俱实也。病苦脊强，反折戴眼[6]，气上抢心，脊痛，不能自反侧。

肾膀胱俱虚

左手尺中神门以后脉阴阳俱虚者，足少阴与太阳经俱虚也。病苦小便利，心痛，背寒，时时少腹满。

肺实

右手寸口气口以前脉阴实者，手太阴经也。病苦肺胀，汗出若露，上气喘逆，咽中塞，如欲呕状。

肺虚

右手寸口气口以前脉阴虚者，手太阴经也。病苦少气不足以息，嗌干，不朝津液[7]。

大肠实

右手寸口气口以前脉阳实者，手阳明经也。病苦腹满，善喘咳，面赤身热，喉咽—本作咽喉中如核状。

大肠虚

右手寸口气口以前脉阳虚者，手阳明经也。病苦胸中喘，肠鸣，虚渴[8]，唇口干，目急，善惊，泄白[9]。

肺大肠俱实

右手寸口气口以前脉阴阳俱实者，手太阴与阳明经俱实虚。病苦头痛，目眩，惊狂，喉痹痛，手臂卷，唇吻不收[10]。

肺大肠俱虚

右手寸口气口以前脉阴阳俱虚者，手太阴与阳明经俱虚也。病苦耳鸣嘈嘈，时妄见光明，情中不乐，或如恐怖。

脾实

右手关上脉阴实者，足太阴经也。病苦足寒胫热，腹胀满，烦扰不得卧。

脾虚

右手关上脉阴虚者，足太阴经也。病苦泄注，腹满，气逆，霍乱呕吐，黄疸，心烦不得卧，肠鸣。

胃实

右手关上脉阳实者，足阳明经也。病苦腹中坚痛而热《千金》作病苦头痛，汗不出，如温疟，唇口干，善哕，乳痈，缺盆、腋下肿痛。

胃虚

右手关上脉阳虚者，足阳明经也。病苦胫寒，不得卧，恶寒洒洒，目急，腹中痛，虚鸣《外台》作耳虚鸣，时寒时热，唇口干，面目浮肿。

脾胃俱实

右手关上脉阴阳俱实者，足太阴与阳明经俱实也。病苦脾胀腹坚，抢胁下痛，胃气不转，大便难，时反泄利，腹中痛，上冲肺肝，动五脏，立喘鸣，多惊，身热，汗不出，喉痹，精少。

脾胃俱虚

右手关上脉阴阳俱虚者，足太阴与阳明经俱虚也。病苦胃中如空状，少气不足以息，四逆寒，泄注不已。

肾实

右手尺中神门以后脉阴实者，足少阴经也。病苦痹，身热，心痛，脊胁相引痛，足逆热烦。

肾虚

右手尺中神门以后脉阴虚者，足少阴经也。病苦足胫小弱，恶风寒，脉代绝，时不至，足寒，上重下轻，行不可以按地，少腹胀满，上抢胸胁，痛引肋下。

膀胱实

右手尺中神门以后脉阳实者，足太阳经也。病苦转胞[11]，不得小便，头眩痛，烦满，脊背强。

膀胱虚

右手尺中神门以后脉阳虚者，足太阳经也。病苦肌肉振动，脚中筋急，耳聋忽忽[12]不闻，恶风，飕飕作声。

肾膀胱俱实

右手尺中神门以后脉阴阳俱实者，足少阴与太阳经俱实也。病苦癫疾，头重，与目相引痛，厥欲起走，反眼[13]，大风[14]，多汗。

肾膀胱俱虚

右手尺中神门以后脉阴阳俱虚者，足少阴与太阳经俱虚也。病苦心痛，若下重不自收，篡[15]反出，时时苦洞泄，寒中泄，肾心俱痛。一说云：肾有左右，而膀胱无二。今用当以左肾合膀胱，右肾合三焦。

【注释】

[1]人迎：此处代指左寸。

〔2〕肠澼：痢疾。

〔3〕悒悒：忧郁，愁闷。

〔4〕躄：瘸腿，跛脚。

〔5〕尸厥：突然昏倒不省人事。

〔6〕戴眼：眼睛上视，不能转动。

〔7〕不朝津液：津液不上朝滋润。

〔8〕虚渴：渴不喜饮。

〔9〕泄白：大便排泄白色黏液。

〔10〕唇吻不收：口唇松弛不能收持。

〔11〕转胞：妊娠小便不通。即孕妇因胎压迫膀胱，出现下腹胀而微痛，小便不通的一种病证。

〔12〕忽忽：倏忽，急速的样子。

〔13〕反眼：眼睛不能转动。

〔14〕大风：指风邪之大者。

〔15〕篡：会阴部。

平三关病候并治宜第三

论述寸、关、尺脉象所反映的病证及相应药物、针刺治疗和调摄方法。

【原文】

寸口脉浮，中风，发热，头痛。宜服桂枝汤、葛根汤，针风池、风府，向火灸身，摩治风膏，覆令汗出。

寸口脉紧，苦头痛，骨肉疼，是伤寒。宜服麻黄汤发汗，针眉冲、颞颥，摩治伤寒膏。

寸口脉微，苦寒，为衄。宜服五味子汤，摩茱萸膏，令汗出。

寸口脉数，即为吐，以有热在胃管，熏胸中。宜服药吐之，及针胃管[1]，服除热汤。若是伤寒七八日至十日，热在中，烦满渴者，宜服知母汤。

寸口脉缓，皮肤不仁，风寒在肌肉。宜服防风汤，以药薄熨之，摩以风膏，灸诸治风穴。

寸口脉滑，阳实，胸中壅满，吐逆。宜服前胡汤，针太阳、巨阙，泻之。

寸口脉弦，心下愊愊[2]，微头痛，心下有水气。宜服甘遂圆，针期门，泻之。

寸口脉弱，阳气虚，自汗出而短气。宜服茯苓汤、内补散，适饮食消息，勿极劳，针胃管，补之。

寸口脉涩，是胃气不足。宜服干地黄汤，自养，调和饮食，针三里，补之。三里一作胃管。

寸口脉芤，吐血；微芤者，衄血。空虚，去血故也。宜服竹皮汤、黄土汤，灸膻中。

寸口脉伏，胸中逆气，噎塞不通，是胃中冷气上冲心胸。宜服前胡汤、大三建圆、针巨阙、上管[3]，灸膻中。

寸口脉沉，胸中引胁痛，胸中有水气。宜服泽漆汤，针巨阙，泻之。

寸口脉濡，阳气弱，自汗出，是虚损病。宜服干地黄汤、薯蓣圆、内补散、牡蛎散并粉，针太冲，补之。

寸口脉迟，上焦有寒，心痛咽酸，吐酸水。宜服附子汤、生姜汤，调和饮食以暖之。

寸口脉实，即生热，在脾肺，呕逆气塞；虚，即生寒，在脾胃，食不消化。有热，即宜服竹叶汤、葛根汤；有寒，宜服茱萸圆、生姜汤。

寸口脉细，发热，吸[4]吐，宜服黄芩龙胆汤。吐不止，宜服橘皮桔梗汤，灸中府。

寸口脉洪大，胸胁满。宜服生姜汤、白薇圆，亦可紫菀汤下之，针上管、期门、章门。

上上部寸口十七条。

关脉浮，腹满不欲食，浮为虚满，宜服平胃圆、茯苓汤、生姜前胡汤，针胃管，先泻后补之。

关脉紧，心下苦满，急痛。脉紧者为实，宜服茱萸当归汤，又大黄汤，两治之，良。针巨阙、下管[5]，泻之。《千金》云：服茱萸当归汤又加大黄二两佳。

关脉微，胃中冷，心下拘急。宜服附子汤、生姜汤、附子圆，针巨阙，补之。

关脉数，胃中有客热。宜服知母圆、除热汤，针巨阙、上管，泻之。

关脉缓，其人不欲食，此胃气不调，脾气不足。宜服平胃圆、补脾汤，针章门，补之。

关脉滑，胃中有热。滑为热实，以气满，故不欲食，食即吐逆。宜服紫菀汤下之，大平胃圆，针胃管，泻之。《千金》云：宜服朴硝麻黄汤、平胃圆。

关脉弦，胃中有寒，心下厥逆，此以胃气虚故尔。宜服茱萸汤，温调饮食，针胃管，补之。

关脉弱，胃气虚，胃中有客热。脉弱为虚热作病。其说云：有热不可大攻之，热去则寒起。正宜服竹叶汤，针胃管，补之。

关脉涩，血气逆冷。脉涩为血虚，以中焦有微热。宜服干地黄汤、内补散，针足太冲上，补之。

关脉芤，大便去血数斗者，以膈输伤故也。宜服生地黄并生竹皮汤，灸膈输。若重下去血者，针关元；甚者，宜服龙骨圆，必愈。

关脉伏，中焦有水气，溏泄。宜服水银圆，针关元，利小便，溏泄便止。

关脉沉，心下有冷气，苦满吞酸。宜服白薇茯苓圆、附子汤，针胃管，补之。

关脉濡，苦虚冷，脾气弱，重下病，宜服赤石脂汤、女菱圆，针关元，补之。

关脉迟，胃中寒，宜服桂枝圆、茱萸汤，针胃管，补之。

关脉实，胃中痛，宜服栀子汤、茱萸乌头圆，针胃管，补之。

关脉牢，脾胃气塞，盛热，即腹满响响，宜服紫菀圆、泻脾圆，针灸胃管，泻之。

关脉细，虚，腹满，宜服生姜茱萸蜀椒汤、白薇圆，针灸三管[6]。

关脉洪，胃中热，必烦满，宜服平胃圆，针胃管。先泻后补之。

上中部关脉十八条。

尺脉浮，下热风，小便难。宜服瞿麦汤、滑石散，针横骨、关元，泻之。

尺脉紧，脐下痛。宜服当归汤，灸天枢，针关元，补之。

尺脉微，厥逆，小腹中拘急，有寒气。宜服小建中汤—本更有四顺汤，针气海。

尺脉数，恶寒，脐下热痛，小便赤黄。宜服鸡子汤、白鱼散，针横骨，泻之。

尺脉缓，脚弱下肿，小便难，有余沥。宜服滑石汤、瞿麦散，针横骨，泻之。

尺脉滑，血气实，妇人经脉不利，男子尿血。宜服朴硝煎、大黄汤，下去经血，针关元，泻之。

尺脉弦，小腹疼，小腹及脚中拘急。宜服建中汤、当归汤，针气海，泻之。

尺脉弱，阳气少，发热骨烦。宜服前胡汤、干地黄汤、茯苓汤，针关元，补之。

尺脉涩，足胫逆冷，小便赤。宜服附子四逆汤，针足太冲，补之。

尺脉芤，下焦虚，小便去血。宜服竹皮生地黄汤，灸丹田、关元，亦针补之。

尺脉伏，小腹痛，癥疝，水谷不化。宜服大平胃圆、桔梗

圆，针关元，补之。<small>桔梗圆，一云结肠圆。</small>

尺脉沉，腰背痛。宜服肾气圆，针京门，补之。

尺脉濡，苦小便难《千金》云：脚不收，风痹。宜服瞿麦汤、白鱼散，针关元，泻之。

尺脉迟，下焦有寒。宜服桂枝圆，针气海、关元，补之。

尺脉实，小腹痛，小便不禁。宜服当归汤，加大黄一两，以利大便；针关元，补之，止小便。

尺脉牢，腹满，阴中急。宜服葶苈子茱萸圆，针丹田、关元、中极。

上下部尺脉十六条。

【注释】

[1] 胃管：中脘穴。

[2] 愊愊：烦闷，郁结的样子。

[3] 上管：上脘穴。

[4] 吸：疑为"呕"之误。

[5] 下管：下脘穴。

[6] 三管：上脘、中脘、下脘三穴。

平奇经八脉病第四

论述奇经八脉相关内容。

【原文】

脉有奇经八脉者，何谓也？然。有阳维、阴维，有阳跷、阴跷，有冲、有督、有任、有带之脉，凡此八脉者，皆不拘于经，故曰奇经八脉也。经有十二，络有十五，凡二十七气，相随上下，何独不拘于经也？然。圣人图[1]设沟渠，通利水道，以备不虞。天雨降下，沟渠溢满，滂沛妄行，当此之时，圣人不能复图也。此络脉流溢，诸经不能复拘也。

奇经八脉者，既不拘于十二经，皆何起何系也？然。阳维者，起于诸阳之会；阴维者，起于诸阴之交。阳维、阴维者，维络于身，溢畜[2]不能环流溉灌诸经者也。阳跷者，起于跟中，循外踝而上行，入风池。阴跷者，亦起于跟中，循内踝而上行，至咽喉，交贯冲脉。冲脉者，起于关元，循腹里直上，至咽喉中。一云：冲脉者，起于气冲，并阳明之经，夹脐上行，至胸中而散也。督脉者，起于下极之输，并于脊里，循背上，至风府。冲脉者，阴脉之海也；督脉者，阳脉之海也。任脉者，起于胞门、子户、夹脐上行，至胸中。一云：任脉者，起于中极之下，以上毛际，循腹里，上关元，至喉咽。带脉者，起于季肋《难经》作季胁，回身一周。此八者，皆不系于十二经，故曰奇经八脉者也。奇经之为病何如？然。阳维维于阳，阴维维于阴。阴阳不能相维，怅然失志，容容[3]《难经》作溶溶不能自收持。怅然者，其人惊，即维脉缓，缓即令身不能自收持，即失志善忘恍惚也。阳维为病，苦寒热；阴维为病，苦心痛。阳维为卫，卫为寒热。阴维为荣，荣为血，血者主心，故心痛也。阴跷为病，阳缓[4]而阴急[5]。阴跷在内踝，病即其脉急，当从内踝以上急，外踝以上缓。阳跷为病，阴缓而阳急。阳跷在外踝，病即其脉急，其人当从外踝以上急，内踝以上缓。冲之为病，逆气而里急。冲脉从关元至喉咽，故其为病逆气而里急。督之为病，脊强而厥。督脉在背，病即其脉急，故令脊强也。任之为病，其内苦结，男子为七疝[6]，女子为瘕聚。任脉起于胞门、子户、故其病结为七疝、瘕聚。带之为病，苦腹满，腰容容《难经》作溶溶若坐水中状。带脉者，回带人之身体，病即其脉缓，故令腰容容也。此奇经八脉之为病也。

诊得阳维脉浮者，暂起目眩，阳盛实，苦肩息[7]，洒洒如寒。

诊得阴维脉沉大而实者，苦胸中痛，胁下支满，心痛。

诊得阴维如贯珠者，男子两胁实，腰中痛；女子阴中痛，如有疮状。

诊得带脉，左右绕脐腹腰脊痛，冲阴股也。

两手脉浮之俱有阳，沉之俱有阴，阴阳皆实盛者，此为冲、督之脉也。冲、督之脉者，十二经之道路也。冲、督用事[8]则十二经不复朝于寸口，其人皆苦恍惚狂疑，不者，必当由豫，有两心也。两手阳脉浮而细微，绵绵[9]不可知[10]，俱有阴脉，亦复细绵绵，此为阴跷，阳跷之脉也。此家曾有病鬼魅风死，苦恍惚，亡人为祸也。

诊得阳跷，病拘急；阴跷病缓。

尺寸俱浮，直上直下，此为督脉。腰背强病，不得俛仰，大人癫病，小人风痫疾。

脉来中央[11]浮，直上下痛者，督脉也。动苦腰背膝寒，大人癫，小儿痫也，灸顶上三圆[12]。正当顶上。

尺寸脉俱牢—作扎，直上直下，此为冲脉。胸中有寒疝也。

脉来中央坚实，径至关者，冲脉也。动苦少腹痛，上抢心，有瘕疝，绝孕，遗失溺，胁支满烦也。横寸口边丸丸[13]，此为任脉。苦腹中有气如指，上抢心，不得俛仰，拘急。脉来紧细实长至关者，任脉也。动苦少腹绕脐下，引横骨、阴中切痛。取脐下三寸。

【注释】

[1] 图：谋求，图谋。

[2] 溢畜：储蓄溢满。

[3] 容容：神疲乏力。

[4] 阳缓：属阳的外侧弛缓无力。

[5] 阴急：属阴的内侧拘急紧张。

[6] 七疝:《素问》中有冲疝、狐疝、癥疝、厥疝、疝瘕、㿉疝、癃疝等名称。

[7] 肩息：喘息抬肩。

[8] 用事：主事。

[9] 绵绵：绵绵不绝。

[10] 不可知：难以触知。

[11] 中央：关部。

[12] 三圆：三壮。

[13] 丸丸：脉如珠丸。

新刊王氏脉经卷第三

肝胆部第一

论述肝和胆的生理、病理及相互关系。

【原文】

肝象木肝于五行象木，与胆合为腑胆为清净之腑。其经足厥阴厥阴肝脉，与足少阳为表里。少阳，胆脉也，脏阴腑阳，故为表里。其脉弦。弦，肝脉之大形也。其相冬三月冬水王木相，王[1]春三月，废夏三月夏火王木废，囚季夏六月季夏土王木囚，死秋三月秋金王木死。其王日甲乙，王时平旦、日出[2]并木也。其困日戊己，困时食时[3]、日昳[4]并土也，其死日庚辛，死时晡时[5]、日入[6]并金也。其神魂肝之所藏者魂，其主色，其养筋肝气所养者筋，其候目肝候出目，故肝实则目赤，其声呼，其色青，其臭臊《月令》云：其臭膻。其液泣泣出肝，其味酸，其宜苦苦，火味也，其恶辛辛，金味。肝俞在背第九椎，募在期门直两乳下二肋端；胆俞在背第十椎，募在日月穴在期门下五分。

上新撰。并出《素问》诸经。昔人撰集，或混杂相涉，烦而难了，今抄事要，分别五脏各为一部。

冬至之后得甲子。少阳起于夜半，肝家王。冬至者，岁终之节。甲子日者，阴阳更始之数也。少阳，胆也，胆者，木也，生于水，故起夜半；其气常微少，故言少阳。云夜半子者，水也。肝者，东方木。肝与胆为脏腑，故王东方，应木行也。万物始生，其气来软而弱，宽而虚。春少阳气，温和软弱，故万物日生焉。故脉为弦。肝气养于筋，故其脉弦，强亦法木体强也。软即不可发汗，弱即不可下。宽者开，开者通，通者利，故名曰宽而虚。言少阳始起尚软弱，人荣卫腠理开通，发即汗出不止；不可下，下之而泄利不禁。故言宽虚、通利也。春以胃气为本，不可犯也。胃者，土也，万物禀土而生，胃亦养五脏，故肝王以胃气为本也。不可犯者，不可伤也。

上四时经。

黄帝问曰：春脉如弦，何如而弦？岐伯曰：春脉肝也，东方木也，万物之所以始生也，故其气来濡弱轻虚而滑，端直以长，故曰弦。反此者病。黄帝曰：何如而反？岐伯曰：其气来实而强，此谓太过，病在外；其气来不实而微，此谓不及，病在中。黄帝曰：春脉太过与不及，其病皆何如？岐伯曰：太过则令人善忘忘当作怒。忽忽[7]眩冒而癫疾；不及则令人胸胁痛引背，下则两胁胠满。黄帝曰：善。

肝脉来濡弱招招[8]，如揭竿末梢，曰平。《巢源》云：绰绰如按琴瑟之弦，如揭长竿曰平。春以胃气为本。肝脉来盈实而滑，如循长竿，曰肝病。肝脉来急而益劲，如新张弓弦，曰肝死。

真肝脉至，中外急，如循刀刃，责责然[9]《巢源》云：赜赜然，如按琴瑟弦，色青白不泽，毛折[10]，乃死。

春胃[11]微弦曰平，弦多胃少曰肝病；但弦无胃曰死。有胃而毛，曰秋病；毛甚[12]，曰今[13]病。

肝藏血，血舍魂。悲哀动中则伤魂，魂伤则狂妄不精，不敢正当人不精不敢正当人，一作其精不守，令人阴缩，阴缩而筋挛，两胁骨不举[14]，毛悴色夭，死于秋。

春肝木王，其脉弦细而长，名曰平脉也。反得浮涩而短者《千金》云：微涩而短，是肺之乘肝，金之克木，为贼邪，大逆，十死不治。一本云：日、月、年数至三，忌庚辛。反得洪大而散者《千金》云：浮大而洪，是心之乘肝，子之扶母，为实邪，虽病自愈。反得沉濡而滑者，是肾之乘肝，母之归子，为虚邪，虽病易治。反得大而缓者，是脾之乘肝，土之陵木，为微邪，虽病即差。肝脉来濯濯[15]如倚竿，如琴瑟之弦，再至[16]，曰平；三至[17]，曰离经，病；四至[18]，脱精；五至[19]，死；六至[20]，命尽。足厥阴脉也。肝脉急甚，为恶言[21]；微急，为肥气[22]在胁下，若覆杯，缓甚为善呕；微缓为水瘕痹[23]；大甚为内痈，善呕衄；微大，为肝痹缩[24]，咳引少腹；小甚为多饮；微小为消瘅；滑甚为㿉疝；微滑为遗溺；涩甚为淡饮[25]；微涩为瘛瘲挛筋。足厥阴气绝则筋缩，引卵[26]与舌。厥阴者，肝脉也。肝者，筋之合也。筋者，聚于阴器而脉络于舌本。故脉弗营则筋缩急，筋缩急则引舌与卵。故唇青、舌卷、卵缩，则筋先死。庚笃辛死，金胜木也。肝死脏，浮之脉弱，按之中如索不来，或曲如蛇行者，死。

上《素问》《针经》、张仲景。

【注释】

[1]王：通"旺"，旺盛于。

[2]日出：卯时。

[3]食时：辰时。

[4]日昳：未时。

[5]晡时：申时。

[6]日入：酉时。

[7]忽忽：恍惚，混沌的样子。

[8]招招：招同"迢"，形容柔弱濡软的脉象。

[9]责责然：锋利的样子。

［10］毛折：毛发枯槁易折。

［11］胃：胃土冲和之气。

［12］毛甚：毛脉轻浮过甚。

［13］今：现在，当下。

［14］不举：下陷不能升举。

［15］濯濯：水流激荡的样子。

［16］再至：一呼脉两至，一吸脉两至，一息脉四至。

［17］三至：一呼脉三至，一吸脉三至，一息脉六至。

［18］四至：一呼脉四至，一吸脉四至，一息脉八至。

［19］五至：一呼脉五至，一吸脉五至，一息脉十至。

［20］六至：一呼脉六至，一吸脉六至，一息脉十二至。

［21］恶言：语言不利。

［22］肥气：《圣济总录》曰："凡积气在左胁下，如复杯有头足，名曰肥气。"

［23］水瘕痹：水结胸胁下，结聚成聚散无常、时有时无的结块肿物，伴有小便不通。

［24］肝痹缩：肝气郁痹而阴器收缩。

［25］淡饮：淡通"痰"，痰饮。

［26］卵：睾丸。

心小肠部第二

论述心和小肠的生理、病理及相互关系。

【原文】

心象火，与小肠合为腑小肠为受盛之腑也。其经手少阴手少阴心脉也，与手太阳为表里手太阳小肠脉也。其脉洪，心脉之大形，其相[1]春三月木王火相，王夏三月，废季夏六月，囚秋七月金王火囚，死冬三月水王火死。其王日丙丁，王时禺中[2]、日中[3]；其困日庚辛，困时晡时[4]、日入[5]，其死日壬癸，死时人定[6]、夜半。其藏神心之所藏者神也，其主臭，其养血心气所养者血，其喉[7]舌，其声言言由心出，故主言，其色赤，其臭焦，其液汗，其味苦，其宜甘甘，脾味也，其恶咸咸，肾味也。心俞在背第五椎或云第七椎，募在巨阙在心下一寸，小肠俞在背第十八椎，募在关元脐下三寸。

上新撰。

心者南方火。心主血，其色赤，故以夏王于南方，应火行。万物洪盛，垂枝布叶，皆下垂如曲，故名曰钩。心王之时，太阳用事，故草木茂盛，枝叶布舒，皆下垂曲。故谓之钩也。心脉洪大而长，洪则卫气实，实则气无从出。脉洪者卫气实，卫气实则腠理密，密则气无从出。大则荣气萌，萌洪相薄，可以发汗，故名曰长。荣者血也，萌当为明字之误耳，血王故明且大也。荣明卫实，当须发动，通其津液。长洪相得，即引水浆，溉灌经络，津液皮肤。夏热阳气盛，故其人引水浆，润灌肌肤，以养皮毛，犹草木须雨泽以长枝叶。太阳洪大，皆是母躯，幸得戊己，用牢根株。太阳夏火，春木为其母。阳得春始生，名曰少阳。到夏洪盛，名曰太阳，故言是母躯也。戊己土也，土为火子，火王即土相，故用牢根株也。阳气上出，

汗见于头。五月枯薪[8]，胞中空虚，医反下之，此为重虚也。月
当为内，薪当为干，枯燥也，皆字误耳。内字似月，由来远矣，遂以传焉，人头者，诸阳之会。
夏时饮水浆，上出为汗，先从头流于身躯，以实其表，是以五内干枯，燥则胞中空虚，津液少也。
胞者膀胱，津液之腑也。愚医不晓，故反下之，令重虚也。脉浮，有表无里，阳无所
使。阳盛脉浮，宜发其汗，而反下之，损于阴气。阳为表，阴为里。经言：阳为阴使，阴为
阳守，相须而行。脉浮，故无里也。治之错逆，故令阴阳离别，不能复相朝使。不但危身，
并中其母[9]。言下之不但伤心，并复中肝。

上四时经。

黄帝问曰：夏脉如钩，何如而钩？岐伯曰：夏脉心也，南
方火也，万物之所以盛长也。故其气来盛去衰，故曰钩，反此者
病。黄帝曰：何如而反？岐伯曰：其气来盛去亦盛，此谓太过，
病在外；其来不盛去反盛，此谓不及，病在中。

黄帝曰：夏脉太过与不及，其病皆何如？岐伯曰：太过则
令人身热而肤痛，为浸淫；不及则令人烦心，上见咳唾，下为
气泄[10]。帝曰：善。

心脉来累累如连珠，如循琅玕[11]，曰平。夏以胃气为本。
心脉来喘喘[12]《甲乙》作累累连属，其中微曲[13]，曰心病。心脉来
前曲后居[14]，如操带钩[15]，曰心死。

真心脉至，坚而搏，如循薏苡子[16]，累累然，其色赤黑不
泽，毛折，乃死。

夏胃微钩曰平，钩多胃少曰心病，但钩无胃曰死。胃而有石
曰冬病，石甚曰今病。心藏脉，脉舍神。怵惕思虑则伤神，神伤
则恐惧自失，破䐃脱肉[17]，毛悴色夭，死于冬。

夏心火王，其脉洪《千金》作浮大而洪大而散，名曰平脉。反得沉
濡而滑者，是肾之乘心，水之克火，为贼邪，大逆，十死不治。
一本云：日、月、年数至二，忌壬癸。反得大而缓者，是脾之乘心，子之扶

母，为实邪，虽病自愈。反得弦细而长者，是肝之乘心，母之归子，为虚邪，虽病易治。反得浮《千金》浮作微涩而短者，是肺之乘心。金之陵火，为微邪，虽病即差。

心脉来累累如贯珠滑利，再至，曰平；三至，曰离经，病；四至，脱精；五至，死；六至，命尽，手少阴脉。

心脉急甚，为瘛疭；微急，为心痛引背，食不下。缓甚为狂笑；微缓，为伏梁[18]，在心下，上下行，时唾血。大甚，为喉介[19]；微大，为心痹[20]引背，善泪出。小甚，为善哕；微小，为消瘅。滑甚，为善渴，微滑，为心疝[21]引脐，少腹鸣；涩甚，为暗；微涩，为血溢，维厥[22]，耳鸣，巅疾。

手少阴气绝则脉不通。少阴者，心脉也。心者，脉之合也。脉不通则血不流，血不流则发色不泽，故其面黑如漆柴者，血先死。壬笃癸死，水胜火也。心死脏，浮之脉实，如豆麻击手[23]，按之益躁疾者，死。

上《素问》《针经》、张仲景。

【注释】

[1]相：得助于。

[2]禺中：巳时。

[3]日中：午时。

[4]晡时：申时。

[5]日入：酉时。

[6]人定：亥时。

[7]喉：通"候"。

[8]莽：作"干"解。

[9]其母：此处指肝脏。

［10］气泄：矢气。

［11］琅玕：似珠玉温润滑利的美石。

［12］喘喘：脉来急促的样子。

［13］其中微曲：钩多胃少之意。

［14］前曲后居：前曲，意为轻轻按感觉脉动坚、大；后居，意为重按感觉脉动牢实。感觉手下如按坚硬的皮革金钩之上，无饱满、圆润之感，为但钩无胃之象，心死之脉。

［15］如操带钩：好像摸着带钩子一样。

［16］如循薏苡子：形容脉象短小坚搏。

［17］破䐃脱肉：指肌肉极度消瘦，肢体肌肉隆起完全消失的表现。

［18］伏梁：五积之一的心积。气血凝滞大如手臂，如房梁一样伏在心胸之下的病证。

［19］喉介：喉中如有物梗阻之感。

［20］心痹：五脏痹症之一。风寒湿热等邪侵及形体，阻痹经气，复感于邪，内舍于心，久之损伤心气脉络，心脉运行失畅。

［21］心疝：诸疝分类中之一种。多因寒邪侵袭心经而发。

［22］维厥：维即四维手足。维厥为四肢厥逆。

［23］豆麻击手：脉象坚实而大小不一。

脾胃部第三

论述脾和胃的生理、病理及相互关系。

【原文】

脾象土，与胃合为腑胃为水谷之腑。其经足太阴太阴，脾之脉也，与足阳明为表里阳明胃脉。其脉缓缓，脾脉之大形也，其相夏三月火王土相，王季夏六月，废秋三月，囚冬三月，死春三月。其王日戊己，王时食时[1]、日昳[2]；困日壬癸，困时人定、夜半；其死日甲乙，死时平旦、日出并木时也。其神意，其主味，其养肉，其候口，其声歌，其色黄，其臭香，其液涎，其味甘，其宜辛，其恶酸。脾俞在背第十一椎，募在章门季肋端是。胃俞在背第十二椎，募在太仓。

上新撰。

脾者土也。敦[3]而福[4]，敦者，厚也，万物众色不同，脾主水谷，其气微弱，水谷不化。脾为土行，王于季夏，土性敦厚，育养万物，当此之时，草木备具，枝叶茂盛，种类众多，或青、黄、赤、白、黑色，各不同矣。故名曰得福者广。土生养万物，当此之时，脾则同禀诸脏，故其德为广大。万物悬根住茎，其叶在巅，蜎[5]蜚[6]蠕动，蚑[7]蟜[8]喘息，皆蒙土恩。悬根住茎，草木之类也。其次则蛾蚋几微之虫，因阴阳气变化而生者也。喘息，有血脉之类也。言普天之下，草木昆虫，无不被蒙土之恩福也。德则为缓，恩则为迟，故令太阴脉缓而迟，尺寸不同。太阴脾也，言脾王之时脉缓而迟。尺寸不同者，尺迟而寸缓也。酸咸苦辛，大一作太沙[9]一作涉，又作妙而生，互行其时，而以各行，皆不群行，尽可常服。肝酸、肾咸、心苦、肺辛涩皆四脏之味也。脾主调和五味以禀四脏，四脏受味于脾，脾王之时，其脉沙（一作涉，又作妙），达于肌肉之中，互行人身躯，乃复各行，随其四肢使其气周匝，荣诸脏腑，以养皮毛，皆不群行至一处也。故言尽可常服也。**土寒则温，土热则凉。**冬阳气在下，土中温暖。夏阴气在下，土中清凉。脾气亦然。**土有一子，名之曰金，怀挟抱之，不离其身，金乃畏火，恐热来熏，遂弃其母，逃归水中，水自金子，而藏火神，闭门塞户，内外不通，此谓冬时也。**阳气在中，阳为火行，金性畏火，故恐熏之，金归水中而避火也。母子相得益盛。闭塞不通者，言水气充实，金在其中，此为强固，火无复得往克之者，神密之类也。**土亡其子，其气衰微，水为洋溢，浸渍为池**一作其地。**走击皮肤，面目浮肿，归于四肢。**此为脾之衰损。土以防水，今土弱而水强，故水得陵之而妄行。**愚医见水，直往下之，虚脾空胃，水遂居之，肺为喘浮。**脾胃已病，宜扶养其气，通利水道。愚医不晓而往下之，此为重伤，水气遂更陵之，上侵胸中，肺得水而浮，故言喘浮。**肝反畏肺，故下沉没。**肺金肝木，此为相克，肺浮则实，必复克肝，故畏之沉没于下。**下有荆棘，恐伤其身，避在一边，以为水流。**荆棘，木之类。肝为木，今没在下则为荆棘。其身，脾也。脾为土，土畏木，是以避在下一边，避木也。水流者，水之流路也。土本克水而今微弱，又复触木，无复制水，故水得流行。

心衰则伏，肝微则沉，故令脉伏而沉。心火肝木，火则畏水而木畏金，金水相得，其气则实，克于肝心，故令二脏衰微，脉为沉伏也。**工医来占[10]，因转孔穴，利其溲便，遂通水道，甘液下流。亭[11]其阴阳，喘息则微，汗出正流。肝着其根，心气因起，阳行四肢，肺气亭亭[12]，喘息则安。**转孔穴者，诸脏之荣并转治其顺。甘液，脾之津液。亭其阴阳，得复其常所，故荣卫开通，水气消除，肝得远着其根株。肝心为母子，肝着则心气得起，肺气平调，故言亭亭，此为端好之类。**肾为安声，其味为咸。**肺主声，肾为其子，助于肺，故言安声。咸，肾味也。**倚坐母败，泫臭如腥[13]。**金为水母，而归水中，此为母往从子，脾气反逆，五脏犹此，而相刻贼，倚倒致败宅，泫臭而腥，故云然也。**土得其子，则成为山[14]。金得其母，名曰丘[15]矣。**

　　上四时经。

　　黄帝曰：四时之序，逆顺之变异也，然脾脉独何主？岐伯曰：脾者土也，孤脏以灌四傍者也。曰：然则脾善恶可得见乎？
曰：善者不可得见，恶者可见。曰：恶者何如？曰：其来如水
之流者，此谓太过，病在外；如鸟之喙[16]，此谓不及，病在中。
太过则令人四肢沉重不举；其不及，则令人九窍壅塞不通，名曰
重强[17]。

脾脉来而和柔相离，如鸡足践地[18]，曰平。长夏以胃气为
本。脾脉来实而盈数，如鸡举足[19]，曰脾病。脾脉来坚兑，如
鸟之喙，如鸟之距，如屋之漏，如水之溜，曰脾死。真脾脉至，
弱而乍疏乍散一作数，色青黄不泽，毛折，乃死。

长夏胃微濡弱，曰平。弱多胃少，曰脾病；但代无胃，曰
死。濡弱有石，曰冬病；石甚，曰今病。

脾藏荣，荣舍意，愁忧不解则伤意，意伤则闷乱，四肢不
举，毛悴色夭，死于春。

六月季夏建未，坤未之间土之位，脾王之时。其脉大阿阿
而缓[20]，名曰平脉。反得弦细而长者，是肝之乘脾，木之克土，
为贼邪，大逆，十死不治。反得浮《千金》浮作微涩而短者，是肺之
乘脾，子之扶母，为实邪，虽病自愈。反得洪大而散者《千金》作浮
大而洪，是心之乘脾，母之归子，为虚邪，虽病易治。反得沉濡而
滑者，肾之乘脾，水之陵土，为微邪，虽病即差。

脾脉苌苌而弱《千金》苌苌作长长，来疏去数，再至，曰平；三至，
曰离经，病；四至，脱精；五至，死；六至命尽，足太阴脉也。脾
脉急甚，为瘛疭；微急，为脾中满，食饮入而还出，后沃沫[21]。
缓甚，为痿厥；微缓，为风痿，四肢不用，心慧然若无病。大
甚，为击仆[22]；微大，为痞气[23]，裹大脓血，在肠胃之外；小
甚，为寒热；微小，为消瘅。滑甚，为𤸷癃[24]；微滑，为虫毒
蛔，肠鸣热。涩甚，为肠𤸷[25]；微涩，为内溃，多下脓血也。

足太阴气绝，则脉不营其口唇。口唇者，肌肉之本也。脉不营则肌肉濡，肌肉濡则人中满，人中满则唇反，唇反者肉先死。甲笃乙死，木胜土也。

脾死脏，浮之脉大缓—作坚，按之中如覆杯，累累状^[26]如摇者，死。—云黍黍状如炙肉。

上《素问》《针经》、张仲景。

【注释】

[1] 食时：辰时。

[2] 日昳：未时。

[3] 敦：敦厚。

[4] 福：福泽。

[5] 蜎：孑孓。

[6] 蜚：指椿象一类的昆虫。

[7] 蚑：虫名。

[8] 蠕：虫名。

[9] 大沙：作土涉解，此处指脾土和酸咸苦辛的关系。

[10] 占：看诊，诊断。

[11] 亭：平衡，平均。

[12] 亭亭：高耸，直立的样子。

[13] 洿臭如腥：腥臭之气聚积。

[14] 山：地面上由土石构成的可宣散土气并生殖万物的隆起部分。

[15] 丘：小山即为丘。

[16] 如鸟之喙：形容脉象锐坚而弯曲。

[17] 重强：病名。指脾气功能失调所致四肢沉重不举、九

窍不通的病证。

［18］如鸡足践地：形容如鸡足缓慢落地徐行一样的轻缓而从容不迫，是脾之平脉。

［19］如鸡举足：形容如鸡受惊时疾行的疾而不缓的脉象，是脾之病脉。

［20］阿阿而缓：形容脉象和缓，阿阿为发语词。

［21］后沃沫：大便多黏沫。

［22］击仆：突然仆倒的病证，即卒中。

［23］痞气：病名。指脘腹部有痞块，状如覆杯的病证。

［24］颓癃：病名。颓，通"癫"。指阴器肿胀、小便不通的病证。

［25］肠颓：病名。指广肠脱出的病证。

［26］絷絷状：静静的样子。

肺大肠部第四

论述肺和大肠的生理、病理及相互关系。

【原文】

肺象金，与大肠合为腑^{大肠为传导之腑也}。其经手太阴^{手太阴肺脉也}，与手阳明为表里^{手阳明大肠脉也}。其脉浮^{浮，肺脉之大形也}。其相季夏六月^{季夏土王金相}，其王秋三月，废冬三月，囚春三月，死夏三月^{夏火王金死}。其王日庚辛，王时晡时、日入；其困日甲乙，困时平旦、日出；其死日丙丁，死时禺中、日中。其神魄，其主声，其养皮毛，其候鼻，其声哭，其色白，其臭腥，其液涕，其味辛，其宜咸，其恶苦。肺俞在背第三椎^{或云第五椎也}，募在中府^{直两乳上下肋间}。大肠俞在背第十六椎，募在天枢^{侠脐傍各一寸半}。

上新撰。

肺者西方金，万物之所终。^{金性刚，故王西方，割断万物，万物是以皆终于秋也}。宿叶落柯[1]，萋萋枝条，其杌然[2]独在。其脉为微浮毛，卫气迟^{萋萋者，零落之貌也，言草木宿叶得秋随风而落，但有枝条杌然独在。此时阳气则迟，脉为虚微如毛也}，荣气数。数则在上，迟则在下，故名曰毛。^{诸阳脉数，诸阴脉迟，荣为阴，不应数，反言荣气数，阴得秋节而升转在阳位，故一时数而在上也。此时阴始用事，阳即下藏，其气反迟，是以肺脉数散如毛也}。阳当陷而不陷，阴当升而不升，为邪所中。^{阴阳交易，则不以时定，二气感激，故为风寒所中}。阳中邪则卷[3]，阴中邪则紧[4]，卷则恶寒，紧则为栗，寒栗相薄，故名曰疟。弱则发热，浮乃来出。^{卷者，其人拘卷也，紧者，脉紧也。此谓初中风寒之时，脉紧，其人则寒，寒止而脉更微弱，弱则其人发热，热止则脉浮，浮者，疟解王脉出也}。且中旦发，暮中暮发。言疟发皆随其初中风邪之时也。脏有远近，脉有迟疾，周有度数，行有漏刻。脏，谓人五脏，肝心脾肺肾也，心肺在膈上，呼则其气出，是为近，呼为阳，其脉疾。肾肝在膈下，吸则其气入，是为远也，吸为阴，其脉迟。度数，谓经脉之长短，周身行者，荣卫之行也。行阴阳各二十五度，为一周也，以应漏下百刻也。迟在上，伤毛采[5]；数在下，伤下焦。中焦有恶则见，有善则匿。秋则阳气迟，阴气数。迟当在下，数当在上，随节变，故言伤毛采也。人之皮毛，肺气所行。下焦在脐下，阴之所治也，其脉应迟，今反数，故言伤下焦。中焦，脾也，其平善之时脉常自不见，衰乃见耳。故云有恶则见也。阳气下陷，阴气则温。言阳气下陷，温养诸脏。阳反在下，阴反在巅，故名曰长而且留。阴阳交代，各顺时节，人血脉和平，言可长留竟一时。

上四时经。

黄帝问曰：秋脉如浮，何如而浮？岐伯对曰：秋脉肺也，西方金也，万物之所以收成也。故其气来轻虚而浮，其气来急去散，故曰浮。反此者病。黄帝曰：何如而反？岐伯曰：其气来毛而中央坚，两傍虚，此谓太过，病在外；其气来毛而微，此谓不及，病在中。黄帝曰：秋脉太过与不及，其病何如？岐伯曰：太过则令人气逆而背痛愠愠《内经》愠愠作愠愠然[6]，不及则令人喘，呼吸少气而咳，上气见血，下闻病音[7]。

肺脉来厌厌聂聂[8]，如落榆荚，曰肺平。秋以胃气为本。《难经》云：厌厌聂聂，如循榆叶，曰春平脉。蔼蔼如车盖。按之益大，曰秋平脉。肺脉来不上不下，如循鸡羽，曰肺病《巢源》无不字。肺脉来如物之浮，如风吹毛，曰肺死。

真肺脉至，大而虚，如以毛羽中人肤，色赤白不泽，毛折，乃死。秋胃微毛，曰平；毛多胃少，曰肺病；但毛无胃，曰死。毛而有弦，曰春病；弦甚，曰今病。

肺藏气，气舍魄。喜乐无极则伤魄，魄伤则狂，狂者意不存人，皮革焦，毛悴色夭，死于夏。秋金肺王。其脉浮《千金》浮作微涩而短，曰平。脉反得洪大而散者《千金》作浮大而洪，是心之乘肺，火之克金，为贼邪，大逆，十死不治。一本云：日、月、年数至四，忌丙丁。反得沉濡而滑者，是肾之乘肺，子之扶母，为实邪，虽病自愈，反得大而缓者，是脾之乘肺，母之归子，为虚邪，虽病易治。反得弦细而长者，是肝之乘肺，木之陵金，为虚邪，虽病即差。肺脉来，泛泛轻如微风吹鸟背上毛，再至，曰平；三至，曰离经，病；四至，脱精；五至，死；六至，命尽。手太阴脉也。肺脉急甚，为癫疾；微急，为肺寒热，怠堕，咳唾血，引腰背胸，苦鼻息肉不通。缓甚，为多肝[9]；微缓，为痿偏风[10]—作漏风，头以下汗出不可止。大甚，为胫肿；微大，为肺痹，引胸背，起腰内。小甚，为飧泄；微小，为消瘅。滑甚，为息贲[11]，上气；微滑，为上下出血。涩甚，为呕血；微涩，为鼠瘘[12]，在颈支掖之间，下不胜其上[13]，其能喜酸[14]。

手太阴气绝则皮毛焦。太阴者，行气温皮毛者也，气弗营则皮毛焦，皮毛焦则津液去，津液去则皮节伤，皮节伤者则爪爪字—作皮枯毛折，毛折者则气气字—作毛先死。丙笃丁死，火胜金也。肺死脏，浮之虚，按之弱如葱叶，下无根者，死。

上《素问》《针经》、张仲景。

【注释】

[1] 柯：树枝。

[2] 杌然：树木光秃无枝的样子。

[3] 卷：通"蜷"，身体蜷缩。

[4] 紧：筋脉紧急。

[5] 伤毛采：损伤毛发光采颜色。

［6］温温然：温作"愠"解，郁闷不舒的样子。

［7］下闻病音：肠鸣泄气。

［8］厌厌聂聂：安静轻小，轻虚平和的样子。

［9］肝：《周氏医学丛书》本作"汗"。

［10］偏风：偏枯，半身不遂。

［11］息贲：气息奔冲，形容呼吸困难之状，属五积病之一的肺积。

［12］鼠瘘：即瘰疬，生于颈、腋部之窦道破溃难敛者。

［13］下不胜其上：下肢无力不能支撑上身。

［14］其能喜酸：能通"态"。指足膝酸软无力的状态。

肾膀胱部第五

论述肾和膀胱的生理、病理及相互关系。

【原文】

肾象木，与膀胱合为腑_{膀胱为津液之腑}。其经足少阴_{足少阴肾脉也}，与足太阳为表里_{足太阳膀胱脉也}。其脉沉_{沉，肾脉之大形也}，其相秋三月_{秋金王水相}，其王冬三月，废春三月，囚夏三月，其死季夏六月。其王日壬癸，王时人定、夜半；其困日丙丁，困时禺中、日中；其死日戊己，死时食时、日昳。其神志_{肾之所藏者志也}，其主液，其养骨，其候耳，其声呻，其色黑，其臭腐，其液唾，其味咸，其宜酸，其恶甘。肾俞在背第十四椎，募在京门；膀胱俞在第十九椎，募在中极。_{横骨上一寸，在脐下五寸前陷者中。}

上新撰。

肾者北方水，万物之所藏。_{冬则北方用事，王在三时之后，肾在四脏之下，故王北方也，万物春生、夏长、秋收、冬藏。}百虫伏蛰_{冬伏蛰不食之虫，言有百种也}，阳气下陷，阴气上升。阳气中出，阴气烈为霜，遂不上升，化为雪霜，猛兽伏蛰，蜾虫匿藏。_{阳气下陷者，谓降于土中也。其气犹越而升出，阴气在上寒盛，阳气虽升出而不能自致，因而化作霜雪。或谓阳气中出，是十月则霜降。猛兽伏蛰者，盖谓龙蛇冬时而潜处。蜾虫，无毛甲者，得寒皆伏蛰，逐阳气所在，如此避冰霜，自温养也。}其脉为沉。沉为阴，在里，不可发汗，发则蜾虫出，见其霜雪。_{阳气在下，故冬脉沉，温养于脏腑，此为里实而表虚，复从外发其汗，此为逆治，非其法也。犹百虫伏蛰之时，而反出土见于冰霜，必死不疑。逆治者死，此之谓也。}阴气在表，阳气在脏，慎不可下，下之者伤脾，脾土弱即水气妄行。_{阳气在下，温养诸脏、}

故不可下也。下之既损于阳气，而脾胃复伤。土以防水，而今反伤之。故令水得盈溢而妄行也。

下之者，如鱼出水，蛾入汤言治病逆，则杀人，如鱼出水，蛾入汤火之中，立死，**重客在里，慎不可熏，熏之逆客，其息则喘**。重客者，犹阳气也，重者，尊重之貌也。阳位尊处于上，今一时在下，非其常所，故言客也。熏谓烧针，及以汤火之辈熏发其汗，如此则客热从外入，与阳气相薄，是为逆也。气上熏胸中，故令喘息。**无持客热，令口烂疮**。无持者，无以汤火发熏其汗也。熏之则火气入里为客热，故令其口生疮。**阴脉且解，血散不通，正阳遂厥，阴不往从**。血行脉中，气行脉外，五十周而复会，如环之无端也。血为阴，气为阳，相须而行。发其汗，使阴阳离别，脉为解散，血不得通。厥者，逆也，谓阳气逆而不复相朝使。治病失所，故阴阳错逆，可不慎也。**客热狂入，内为结胸**。阴阳错乱，外热狂入，留结胸中也。**脾气遂弱，清溲痢通**。脾主水谷，其气微弱，水谷不化，下痢不息，清者，厕也，溲从水道出，而反清溲者，是谓下痢至厕也。

上四时经。

黄帝问曰：冬脉如营[1]，何如而营？岐伯对曰：冬脉肾也，北方水也，万物之所以合藏，故其气来沉以抟甲乙作濡，故曰营。反此者病。黄帝曰：何如而反？岐伯曰：其气来如弹石者，此谓太过，病在外；其去如数者，此谓不及，病在中。黄帝曰：冬脉太过与不及，其病皆如何？岐伯曰：太过则令人解㑊[2]，脊脉痛而少气，不欲言；不及则令人心悬如病饥[3]，胫中清[4]，脊中痛，少腹满，小便黄赤。

肾脉来喘喘累累[5]如钩，按之而坚，曰肾平。冬以胃气为本。肾脉来如引葛[6]，按之益坚，曰肾病。肾脉来发如夺索[7]，辟辟如弹石[8]，曰肾死。

真肾脉至，搏而绝[9]，如以石投诸水《千金》作以指弹石然，其色黑赤不泽，毛折乃死。

冬胃微石，曰平；石多胃少，曰肾病；但石无胃，曰死。石而有钩，曰夏病；钩甚，曰今病。凡人以水谷为本，故人绝水谷则死，脉无胃气亦死。所谓无胃气者，但得真脏脉，不得胃气也。所谓脉不得胃气者，肝但弦，心但钩，胃但弱，肺但毛，肾但石也。

肾藏精，精舍志。盛怒而不止则伤志，伤志则善忘其前言，腰脊痛，不可以俛仰屈伸，毛悴色夭，死于季夏。

冬肾水王，其脉沉濡而滑，曰平。脉反得大而缓者，是脾之乘肾，土之克水，为贼邪，大逆，十死不治。一本云：日月年数至一，忌戊己。反得弦细而长者，是肝之乘肾，子之扶母，为实邪，虽病自愈。反得浮《千金》作微涩而短者，是肺之乘肾，母之归子，为虚邪，虽病易治。反得洪大而散者《千金》作浮大而洪，是心之乘肾，火之陵水，为微邪，虽病即差。肾脉沉细而紧，再至，曰平；三至，曰离经，病；四至，脱精；五至，死；六至，命尽。足少阴脉也。

肾脉急甚，为骨痿[10]、癫疾；微急，为奔豚、沉厥[11]，足不收，不得前后。缓甚，为折脊[12]；微缓，为洞下，洞下者食不化，入咽还出。大甚，为阴痿；微大，为石水，起脐下以至小腹肿，垂垂然，上至胃管，死不治；小甚，为洞泄；微小，为消瘅。滑甚，为癃㿉；微滑，为骨痿，坐不能起，目无所见，视见黑花。涩甚，为大痈；微涩，为不月水[13]，沉痔[14]。

足少阴气绝则骨枯。少阴者，冬脉也，伏行而濡骨髓者也。故骨不濡则肉不能着骨也，骨肉不相亲则肉濡而却，肉濡而却，故齿长而垢《难经》垢字作枯，发无泽，发无泽者，骨先死。戊笃己死，土胜水也。

肾死脏，浮之坚，按之乱如转圆，益下入尺中者，死。

上《素问》《针经》、张仲景。

【注释】

[1]营：营守，固守。

[2]解㑊：解，通"懈"。指人体感觉困倦和骨节解散怠惰烦疼。

[3]病饥：如饥饿样自觉心胸发空或心中嘈杂。

[4]清：清冷感。

[5]喘喘累累：连贯圆滑，形容脉沉疾而滑利。

[6]如引葛：如葛蔓之相附，引之不绝。

[7]发如夺索：索，意为夺，引申为劲急之意，形容脉坚而长。

[8]辟辟如弹石：辟，意为排斥；引申为手指下有按石头被反作用力排斥的感觉形容脉象硬实，不柔和。

[9]搏而绝：坚搏而断绝。

[10]骨痿：癫疾的危重症，病深在骨，脾肾两败。

[11]沉厥：足脚沉重，逆冷不收。

[12]折脊：腰脊疼痛如断折。

[13]不月水：月经不行。

[14]沉痔：深部的痔，即内痔。

新刊王氏脉经卷第四

辨三部九候脉证第一

论述三部九候部位及脉证。

【原文】

经言：所谓三部者，寸、关、尺也；九候者，每部中有天、地、人也。上部主候从胸以上至头，中部主候从膈以下至气街，下部主候从气街以下至足。浮、沉、牢、结、迟、疾、滑、涩，各自异名，分理察之，勿怠观变，所以别三部九候，知病之所起。审而明之，针灸亦然也。故先候脉寸中寸中一作寸中于九。浮在皮肤，沉细在里。昭昭天道，可得长久。上部之候，牢、结、沉、滑，有积气在膀胱。微细而弱，卧引里急，头痛，咳嗽，逆气上下。心膈上有热者，口干渴燥。病从寸口，邪入上者名曰解。脉来至，状如琴弦，苦少腹痛，女子经月不利，孔窍[1]生疮；男子病痔，左右胁下有疮。上部不通者，苦少腹痛，肠鸣。寸口中虚弱者，伤气，气不足。大如桃李实，苦痹也。寸口直上者，逆虚也。如浮虚者，泄利也。中部脉结者，腹中积聚。若在膀胱、两胁下，有热。脉浮而大，风从胃管入，水胀，干呕，心下澹澹[2]，如有桃李核。胃中有寒，时苦烦、痛、不食，食即心痛，胃胀支满，膈上积。胁下有热，时寒热淋露[3]。脉横出上者，胁气在膀胱，病即着。右横关入寸口中者，膈中不通，喉中咽难。刺关元，入少阴。下部脉者，其脉来至浮大者，脾也。与风集合，时上头痛，引腰背。小滑者，厥也，足下热，烦满，逆上抢心，上至喉中，状如恶肉[4]，脾伤也。病少腹下，在膝诸骨节间，寒清不可屈伸；脉急如弦者，筋急，足挛结者，四肢重。从尺邪入阳明者，寒热也。大风邪入少阴，女子漏白下赤，男子溺血，阴萎不起，引少腹痛。

　　人有三百六十脉，法三百六十日。三部者，寸、关、尺也。尺脉为阴，阴脉常沉而迟；寸、关为阳，阳脉俱浮而速。气出为动，入为息，故阳脉六息七息十三投[5]，阴脉八息七息十五投，此其常也。二十八脉相逐上下，一脉不来，知疾所苦。尺胜治下，寸胜治上，尺寸俱平治中央。脐以上阳也，法于天；脐以下阴也，法于地；脐为中关。头为天，足为地。有表无里，邪之所止，得鬼病[6]。何谓表里？寸尺为表，关为里，两头有脉，关中绝不至也。尺脉上不至关为阴绝，寸脉下不至关为阳绝。阴绝而阳微，死不治。三部脉或至或不至，冷气在胃中，故令脉不通也。上部有脉，下部无脉，其人当吐，不吐者，死。上部无脉，下部有脉，虽困无所苦。所以然者，譬如人之有尺，树之有根，虽枝叶枯槁，根本将自生，木有根本，即自有气，故知不死也。寸口脉平而死者，何也？然。诸十二经脉者，皆系于生气之原。所谓生气之原者，非谓十二经之根本也，谓肾间动气也。此五脏六腑之本，十二经之根，呼吸之门，三焦之原，一名守邪之神也。故气者，人根本也，根绝则茎枯矣。寸口脉平而死者，生气独绝于内也。肾间动气，谓左为肾，右为命门。命门者，精神之所舍，原气之所系也。一名守邪之神。以命门之神固守，邪气不得妄入，入即死矣。此肾气先绝于内，其人便死。其脉不复，反得动病也。岐伯曰：形盛脉细，少气不足以息者，死；形瘦脉大，胸中多气者，死。形气相得者，生；参伍不调者，病。三部九候皆相失者，死。上下左右之脉相应如参春[7]者，病甚；上下左右相失不可数者，死。中部之候虽独调，与众脏相失者，死；中部之候相减者，死。目内陷者，死。

黄帝曰：冬阴夏阳奈何？岐伯曰：九候之脉皆沉细悬绝者，为阴，主冬，故以夜半死；盛躁喘数者，为阳，主夏，故以日中死。是故寒热者，平旦死；热中及热病者，日中死；病风者，以日夕死；病水者，以夜半死；其脉乍数乍疏乍迟乍疾者，以日乘四季死；形肉已脱，九候虽调，犹死。七诊虽见，九候皆顺者，不死。所言不死者，风气之病及经月之病，似七诊之病而非也，故言不死。若有七诊之病，其脉候亦败者，死矣。必发哕噫，必审问其所始病与今之所方病，而后各切循其脉，视其经络浮沉，以上下逆顺循之。其脉疾者，不病；其脉迟者，病；脉不往来者，死；皮肤着者，死。

两手脉，结上部者，濡；结中部者，缓；结三里者，豆[8]起，弱反在关，濡反在巅。微在其上，涩反在下。微即阳气不足，沾热汗出；涩即无血，厥而且寒。黄帝问曰：余每欲视色、持脉，独调其尺，以言其病，从外知内，为之奈何？岐伯对曰：审其尺之缓、急、小、大、滑、涩，肉之坚脆，而病形变定矣。调之何如？对曰：脉急者，尺之皮肤亦急；脉缓者，尺之皮肤亦缓；脉小者，尺之皮肤减而少；脉大者，尺之皮肤亦大；脉滑者，尺之皮肤亦滑；脉涩者，尺之皮肤亦涩。凡此六变，有微有甚。故善调尺者，不待于寸；善调脉者，不待于色。能参合行之，可为上工。

尺肤滑以淖泽[9]者，风也；尺内弱，解㑊安卧脱肉者，寒热也；尺肤涩者，风痹也；尺肤粗如枯鱼之鳞者，水淡饮也；尺肤热甚，脉盛躁者，病温也，其脉盛而滑者，汗且出；尺肤寒

甚，脉小一作急者，泄，少气；尺肤烜然[10]烜然，《甲乙》作热炙人手，
先热后寒者，寒热也；尺肤先寒，久持之而热者，亦寒热也；尺
烜然热，人迎大者，尝夺血；尺紧人迎脉小甚则少气；色白有加
者，立死。肘所独热者，腰以上热；肘前独热者，膺前热；肘后
独热者，肩背热。肘后粗以下三四寸，肠中有虫；手所独热者，
腰以上热；臂中独热者，腰腹热；掌中热者，腹中热；掌中寒
者，腹中寒；鱼上白肉有青血脉者，胃中有寒。

诸浮、诸沉、诸滑、诸涩、诸弦、诸紧，若在寸口，膈以上
病；若在关上，胃以下病；若在尺中，肾以下病。

寸口脉滑而迟，不沉不浮，不长不短，为无病。左右同法。

寸口太过与不及，寸口之脉，中手短者，曰头痛；中手长
者，曰足胫痛；中手促上击者，曰肩背痛。

寸口脉浮而盛者，病在外。

寸口脉沉而坚者，病在中。

寸口脉沉而弱者，曰寒热一作气，又作中及疝瘕、少腹痛。

寸口脉沉而弱，发必堕落。

寸口脉沉而紧，苦心下有寒，时痛，有积聚。

寸口脉沉，胸中短气。

寸口脉沉而喘者，寒热。

寸口脉但实者，心劳。

寸口脉紧或浮，膈上有寒，肺下有水气。

脉紧而长过寸口者，注病[11]。

脉紧上寸口者，中风。风头痛亦如之。《千金翼》云，亦为伤寒头痛。

脉弦上寸口者，宿食；降者，头痛。

脉来过寸入鱼际者，遗尿。

脉出鱼际，逆气喘息。

寸口脉濈濈[12]如羹上肥[13]，阳气微；连连如蜘蛛丝，阴气衰。

寸口脉偏绝，则臂偏不遂；其人两手俱绝者，不可治。两手前部阳绝者，苦心下寒毒，喉中热。

关上脉浮而大，风在胃中，张口肩息，心下澹澹，食欲呕。

关上脉微浮，积热在胃中，呕吐蛔虫，心健忘。

关上脉滑而大小不匀《千金》云：必吐逆，是为病方欲进，不出一二日复欲发动。其人欲多饮，饮即注利。如利止者，生；不止者，死。

关上脉紧而滑者，蛔动。关上脉涩而坚，大而实，按之不减有力，为中焦实，有伏结在脾，肺气塞，实热在胃中。

关上脉襜襜大而尺寸细者，其人必心腹冷积，癥瘕结聚，欲热饮食。

关上脉时来时去、乍大乍小、乍疏乍数者，胃中寒热，羸劣不欲饮食，如疟状。

尺脉浮者，客阳[14]在下焦。

尺脉细微，溏泄，下冷利。

尺脉弱，寸强，胃络脉伤。

尺脉虚小者，足胫寒，痿痹脚疼。

尺脉涩，下血不利，多汗。《素问》又云：尺涩脉滑谓之多汗。

尺脉滑而疾，为血虚。

尺脉沉而滑者，寸白虫[15]。

尺脉细而急者，筋挛痹不能行。

尺脉粗，常热者，谓之热中[16]，腰胯疼，小便赤热。

尺脉偏滑疾，面赤如醉，外热则病。

【注释】

［1］孔窍：此指阴道。

［2］心下澹澹：心神忐忑不安，心下摇动不定。

［3］淋露：形容汗出似滴露淋漓。

［4］恶肉：肉之不良者。

［5］投：动数。

［6］鬼病：指精神恍惚，如丧神守之病证。

［7］参舂：如舂杵，上下鼓动，轻重不一。

［8］豆：形容脉形似豆子状。

［9］淖泽：湿润，潮湿。

［10］烜然：显赫，引申为热盛的样子。

［11］注病：传染性疾病，此处指劳瘵病。

［12］漱漱：形容脉象浮泛的样子。

［13］羹上肥：肥油漂浮于羹上。

［14］客阳：从外侵袭的阳邪。

［15］寸白虫：寸寸成节色白，指绦虫。

［16］热中：善饥有食、小便频数的病证，《灵枢·五邪》中属"中消"。

平杂病脉第二

论述诸杂病所对应脉象。

【原文】

滑为实、为下_{又为阳气衰}。数为虚、为热。浮为风、为虚。动为痛、为惊。

沉为水、为实_{又为鬼疰}。弱为虚、为悸。

迟则为寒，涩则少血，缓则为虚，洪则为气_{一作热}。紧则为寒，弦数为疟。

疟脉自弦，弦数多热，弦迟多寒，微则为虚，代散则死。

弦为痛痹_{一作浮为风疟}。偏弦为饮，双弦则胁下拘急而痛，其人涩涩恶寒。

涩脉大，寒热在中。

伏者，霍乱。

安卧，脉盛，谓之脱血。

凡亡汗，肺中寒饮，冷水咳嗽，下利，胃中虚冷，此等其脉并紧。

浮而大者，风。

浮大者，中风，头重，鼻塞。

浮而缓，皮肤不仁，风寒入肌肉。

滑而浮散者，摊缓风[1]。

滑者，鬼疰[2]。

涩而紧，痹病。

浮洪大长者，风眩癫疾。

大坚疾者，癫病。

弦而钩，胁下如刀刺，状如蜚尸[3]，至困不死。

紧而急者，遁尸[4]。

洪大者，伤寒热病。

浮洪大者，伤寒。秋吉，春成病。

浮而滑者，宿食。

浮滑而疾者，食不消，脾不磨。

短疾而滑，酒病。

浮而细滑，伤饮。

迟而滑，中寒，有癥结。

快而紧，积聚，有击痛。

弦急，疝瘕，小腹痛，又为癖病[5]—作痹病。

迟而滑者，胀。

盛而紧，曰胀。

弦小者，寒癖[6]。

沉而弦者，悬饮，内痛。

弦数，有寒饮，冬夏难治。

紧而滑者，吐逆。

小弱而涩，胃反。

迟而缓者，有寒。

微而紧者，有寒。

沉而迟，腹脏有冷病。

微弱者，有寒，少气。

实紧，胃中有寒，苦不能食。时时利者，难治。一作时时呕，稽留

难治。

滑数，心下结，热盛。

滑疾，胃中有热。

缓而滑，曰热中[7]。

沉—作浮而急，病伤寒，暴发虚热。

浮而绝者，气。

辟大而滑，中有短气。

浮短者，其人肺伤。诸气微少，不过一年死，法当嗽也。

沉而数，中水[8]。冬不治自愈。

短而数，心痛，心烦。

弦而紧，胁痛，脏伤，有瘀血—作有寒血。

沉而滑，为下重，亦为背膂痛。

脉来细而滑，按之能虚，因急持直[9]者，僵仆[10]，从高堕下，病在内。

微浮，秋吉，冬成病。

微数，虽甚不成病，不可劳。

浮滑疾紧者，以合百病，久易愈。

阳邪来，见浮洪。

阴邪来，见沉细。

水谷来，见坚实。

脉来乍大乍小、乍长乍短者，为祟[11]。

脉来洪大裹裹[12]者，社[13]祟。

脉来沉沉泽泽[14]，四肢不仁而重，土祟。

脉与肌肉相得，久持之至者，可下之。

弦小紧者，可下之。

紧而数，寒热俱发，必下乃愈。

弦迟者，宜温药。

紧数者，可发其汗。

【注释】

［1］摊缓风：瘫痪。

［2］鬼疰：指劳瘵。

［3］蜚尸：蜚，通"飞"。飞尸，病名，一种突然发作的病证。

［4］遁尸：一种突然发作，以心腹胀满刺痛、喘急为主症的病证。

［5］癖病：癖积。

［6］寒癖：指水饮停积胁下，遇寒即痛的病证。

［7］热中：病名，表现为多饮而数溲。

［8］中水：即水毒病。

［9］持直：手执柄棍。

［10］僵仆：身体不自主地直挺倒地，不省人事。

［11］祟：病名。原指鬼怪或鬼怪害人，此处指病状怪异的病证。

［12］袅袅：柔软轻盈飘动的样子。

［13］社：五土之神，引申为五脏之土。

［14］沉沉泽泽：脉象乍沉乍涩。

诊五脏六腑气绝证候第三

论述脏腑气绝相应死脉。

【原文】

病人肝绝，八日死。何以知之？面青，但欲伏眠，目视而不见人，汗—作泣出如水不止—日二日死。

病人胆绝，七日死。何以知之？眉为之倾。

病人筋绝，九日死。何以知之？手足爪甲青，呼骂不休—日八日死。

病人心绝，一日死。何以知之？肩息，回视[1]，立死—日目亭亭，一日死。

病人肠—云小肠绝，六日死。何以知之？发直如干麻，不得屈伸，白汗不止。

病人脾绝，十二日死。何以知之？口冷，足肿，腹热，胪胀[2]，泄利不觉，出无时度—日五日死。

病人胃绝，五日死。何以知之？脊痛，腰中重，不可反复—日腓肠平，九日死。

病人肉绝，六日死。何以知之？耳干，舌皆肿，溺血，大便赤泄—日足肿，九日死。

病人肺绝，三日死。何以知之？口张，但气出而不还—日鼻口虚张短气。

病人大肠绝，不治。何以知之？泄利无度，利绝则死。

病人肾绝，四日死。何以知之？齿为暴枯，面为正黑，目中黄色，腰中欲折，白汗出如流水一日人中平，七日死。

　　病人骨绝，齿黄落，十日死。

　　诸浮脉无根者，皆死。以上五脏六腑为根也。

【注释】

　　[1]回视：双眼向上凝视而目光呆滞，视线似欲返回眼内。
　　[2]胪胀：腹部膨胀。

诊四时相反脉证第四

论述四时出现相反脉证所应病期和禁忌年、月、日、时。

【原文】

春三月木王，肝脉治[1]，当先至[2]，心脉次之，肺脉次之，肾脉次之。此为四时王相顺脉也。到六月土王，脾脉当先至而反不至，反得肾脉，此为肾反脾也，七十日死。何谓肾反脾？夏，火王，心脉当先至，肺脉次之，而反得肾脉，是谓肾反脾。期[3]五月、六月，忌丙丁。

脾反肝，三十日死。何谓脾反肝？春，肝脉当先至，而反不至，脾脉先至，是谓脾反肝。期正月、二月，忌甲乙。

肾反肝，三岁死。何谓肾反肝？春肝脉当先至而反不至，肾脉先至是谓肾反肝也。期七月、八月、忌庚辛。

肾反心，二岁死。何谓肾反心？夏，心脉当先至而反不至，肾脉先至，是谓肾反心也。期六月，忌戊己。臣亿等按:《千金》云：此中不论肺金之气，疏略未谕指南，又推五行，亦颇颠倒，待求别录也。

【注释】

[1]治：治理良好，安定。

[2]至：此处指脉从下而上。

[3]期：病期。

诊损至脉第五

论述损至脉相关内容。

【原文】

脉有损至[1]，何谓也？然。至之脉，一呼再至曰平，三至曰离经，四至曰夺精，五至曰死，六至曰命绝，此至之脉也。何谓损？一呼一至曰离经，二呼一至曰夺精，三呼一至曰死，四呼一至曰命绝，此损之脉也。至脉从下上，损脉从上下也。损脉之为病奈何？然。一损损于皮毛，皮聚而毛落；二损损于血脉，血脉虚少，不能荣于五脏六腑也；三损损于肌肉，肌肉消瘦，食饮不为肌肤；四损损于筋，筋缓不能自收持；五损损于骨，骨痿不能起于床。反此者，至于收病也。从上下者，骨痿不能起于床者，死；从下上者，皮聚而毛落者，死。治损之法奈何？然；损其肺者，益其气；损其心者，调其荣卫；损其脾者，调其饮食，适其寒温；损其肝者，缓其中；损其肾者，益其精气。此治损之法也。

脉有一呼再至，一吸再至；一呼三至，一吸三至；一呼四至，一吸四至；一呼五至，一吸五至；一呼六至，一吸六至；一呼一至，一吸一至；再呼一至，再吸一至；呼吸再至。脉来如此，何以别知其病也？然。脉来一呼再至，一吸再至，不大不小，曰平。一呼三至，一吸三至，为适得病。前[2]大后[3]小，即头痛目眩；前小后大，即胸满短气。一呼四至，一吸四至，病适欲甚。脉洪大者，苦烦满；沉细者，腹中痛；滑者，伤热；涩者，中雾露。一呼五至，一吸五至，其人当困[4]。沉细即夜加，浮大即昼加，不大小，虽困可治，其有大小者为难治。一呼六至，一吸六至，为十死[5]脉也。沉细夜死，浮大昼死。一呼一至，一吸一至，名曰损。人虽能行，犹当—作犹未着床，所以然者，血气皆不足故也。再呼一至，再吸一至，名曰无魂。无魂者，当死也，人虽能行，名曰行尸[6]。

扁鹊曰：脉一出[7]一入[8]曰平，再出一入少阴，三出一入太阴，四出一入厥阴。再入一出少阳，三入一出阳明，四入一出太阳。脉出者为阳，入者为阴。故人一呼而脉再动，气行三寸；一吸而脉再动，气行三寸。呼吸定息，脉五动。一呼一吸为一息，气行六寸。人十息，脉五十动，气行六尺。二十息，脉百动，为一备之气，以应四时。天有三百六十五日，人有三百六十五节。昼夜漏下水百刻。一备之气，脉行丈二尺。一日一夜行于十二辰，气行尽则周遍于身，与天道相合，故曰平，平者，无病也，一阴一阳是也。脉再动为一至，再至而紧即夺气。一刻百三十五息，十刻千三百五十息，百刻万三千五百息，二刻为一度，一度气行一周身，昼夜五十度。脉三至者离经。一呼而脉三动，气行四寸半。人一息脉七动，气行九寸。十息脉七十动，气行九尺。一备之气，脉百四十动，气行一丈八尺。一周于身，气过百八十度，故曰离经。离经者病，一阴二阳是也。三至而紧则夺血。脉四至则夺精。一呼而脉四动，气行六寸。人一息脉九动，气行尺二寸。人十息脉九十动，气行一丈二尺。一备之气，脉百八十动，气行二丈四尺。一周于身，气过三百六十度，再遍于身，不及五节，一时之气而重至。诸脉浮涩者，五脏无精，难治。一阴三阳是也。四至而紧则夺形。脉五至者，死。一呼而脉五动，气行六寸半当行七寸半。人一息脉十一动，气行尺三寸_{当行尺五寸}。人十息脉百一十动，气行丈三尺_{当行丈五尺}。一备之气，脉二百二十动，气行二丈六尺_{当行三丈}。一周于身三百六十五节，气行过五百四十度。再周于身，过百七十度。一节之气而至此。气浮涩，经行血气竭尽，不守于中，五脏痿，精神散亡。脉五至而紧则死，三阴_{一作二三阳}是也，虽五犹末，如之何也。脉一损一乘者，人一呼而脉一动，人一息而脉再动，气行三寸。十息脉二十动，气行三尺。一备之气，脉四十动，气行六尺，不及周身百八十节。气短不能周遍于身，苦少气，身体懈堕矣。脉再损者，人一息而脉一动，气行一寸五分。人十息脉十动，气行尺五寸。一备之气，脉二十动，气行三尺，不及周身二百节_疑。气血尽，经中不能及，故曰离经。血去不在其处，小大便皆血也。脉三损者，人一息复一呼而脉一动。十息脉七动，气行尺五寸_{当行尺五分}。一备之气，脉十四动，气行三尺一寸_{当行二尺一寸}。不及周身二百九十七节，故曰争[9]，气行血留，不能相与俱微。气闭实则胸满脏枯，而争于中，其气不朝，血凝于中，死矣。脉四损者，再息而脉一动。人十息脉五动，气行七寸半。一备之气，脉十动，气行尺五寸。不及周身三百一十五节，故曰亡血，亡血者，忘失其度，身羸疲，皮裹骨。故气血俱尽，五脏失神，其死明矣。脉五损者，人再息复一呼而脉一动。人十息脉四动，气行六寸。一备之气，脉八动，气行尺二寸，不及周身三百二十四节，故曰绝。绝者，气急，不下床，口气寒，脉俱绝，死矣。岐伯曰：脉失四时者为至启[10]，至启者，为损至之脉也。损之为言，少阴主骨为重，此志损也；饮食衰减，肌肉消者，是意损也；身安卧，卧不便利，耳目不明，是魂损也；呼吸不相通，五色不华，是魄损也；四肢皆见脉为乱，是神损也。大损三十岁，中损二十岁，下损十岁。损，各以春、夏、秋、冬。平人，人长脉短者，是大损，三十岁；人短脉长者，是中损，二十岁；手足皆细，是下损，十岁；失精气者，一岁而损；男子，左脉短，右脉长，是为阳损，半岁；女子，右脉短，左脉长，是为阴损，半岁。春，脉当得肝脉，反得脾、肺之脉，损；夏，脉当得心脉，反得肾、肺之脉，损；秋，脉当得肺脉，反得肝、心之脉，损；冬，脉当得肾脉，反得心、脾之脉，损。当审切寸口之脉，知绝不绝。前后去为绝。掌上相击，坚如弹石，为上脉虚尽，下脉尚有，是为有胃气。上脉尽，下脉坚如弹石，为有胃气。上下脉皆尽者，死；不绝不消者，皆生，是损脉也。至之为言，言语音深远[11]，视愦愦[12]，是志之至也；身体粗大饮食暴多，是意之至也；语言妄见，手足相引，是魂之至也；茏葱[13]华色，是魄之至也；脉微小不相应，呼吸自大，是神之至也。是至脉之法也。死生相应，病各得其气者生，十得其半也。黄帝曰：善。

【注释】

［1］损至：减损和至数。

［2］前：关之前的寸部脉。

［3］后：关之后的尺部脉。

［4］困：因热盛而使病人困倦，属热病趋于危急。

［5］十死：十成死亡率。

［6］行尸：形容病人濒死状态，虽能勉强行走，却已如尸体行走一般。

［7］出：显现，应指。

［8］入：隐入，休止。

［9］争：气血不和而相争。

［10］至启：脉开始失于常度。

［11］言语音深远：言语声音似由身体深远处，即下腹发出。

［12］愦愦：扰乱不清的样子。

［13］茏葱：草木繁盛茂密的样子，引申为气色荣盛。

诊脉动止投数疏数死期年月第六

论述代脉动止数对应脏气有无及死期。

【原文】

脉一动一止，二日死_{一经云一日死}。二动一止，三日死。三动一止，四日死或五日死。四动一止，六日死。五动一止，五日死，或七日死。六动一止，八日死。七动一止，九日死。八动一止，十日死。九动一止，九日死，又云十一日死_{一经云：十三日死，若立春死}。十动一止，立夏死_{一经云：立春死}。十一动一止，夏至死_{一经云：立夏死；一经云：立秋死}。十二、十三动一止，立秋死_{一经云：立冬死}。十四、十五动一止，立冬死_{一经云：立夏死}，二十动一止，一岁死，若立秋死。二十一动一止，二岁死。二十五动一止，立冬死_{一经云：一岁死，或二岁死}。三十动一止，二岁若三岁死。三十五动一止，三岁死。四十动一止，四岁死。五十动一止，五岁死。不满五十动一止，五岁死。

脉来五十投而不止者，五脏皆受气，即无病。《千金方》云：五行气毕，阴阳数同，荣卫出入，经脉通流，昼夜百刻，五德相生。

脉来四十投而一止者，一脏无气，却后四岁，春草生而死。

脉来三十投而一止者，二脏无气，却后三岁，麦熟而死。

脉来二十投而一止者，三脏无气，却后二岁，桑椹赤而死。

脉来十投而一止者，四脏无气，岁中死。得节不动[1]，出清明日死，远不出谷雨死矣。

脉来五动而一止者，五脏无气，却后五日而死。

脉一来而久住者，宿病在心，主中治。

脉二来而久住者，病在肝，枝中治。

脉三来而久住者，病在脾，下中治。

脉四来而久住者，病在肾，间中治。

脉五来而久住者，病在肺，枝中治。

五脉病，虚羸人得此者，死。所以然者，药不得而治，针不得而及。盛人可治，气全故也。

【注释】

［1］得节不动：节气变换而病情不好转。

诊百病死生诀第七

论述诸病生死的脉象。

【原文】

诊伤寒，热盛，脉浮大者，生；沉小者，死。

伤寒，已得汗，脉沉小者，生；浮大者，死。

温病，三四日以下，不得汗，脉大疾者，生；脉细小难得者，死，不治。

温病，穰穰[1]大热，其脉细小者，死。《千金》穰穰作时行。

温病，下利，腹中痛甚者，死，不治。

温病，汗不出，出不至足者，死；厥逆汗出，脉坚强急者，生；虚缓者，死。

温病，二三日，身体热，腹满，头痛，食饮如故，脉直而疾者，八日死。四五日，头痛，腹痛而吐，脉来细强，十二日死。八九日，头不疼，身不痛，目不赤，色不变，而反利，脉来牒牒[2]，按之不弹手，时大，心下坚，十七日死。

热病，七八日，脉不软—作喘不散—作数者，当喑。喑后三日，温[3]汗不出者，死。

热病，七八日，其脉微细，小便不利，加暴口燥，脉代，舌焦干黑者，死。

热病，未得汗，脉盛躁疾，得汗者，生；不得汗者，难差。

热病，已得汗，脉静安者，生；脉躁者，难治。

热病，已得汗，常大热不去者，亦死。大，一作专。

热病，已得汗，热未去，脉微躁者，慎不得刺治。

热病，发热，热甚者，其脉阴阳皆竭，慎勿刺。不汗出，必下利。

诊人被风，不仁痿蹶，其脉虚者，生；坚急疾者，死。

诊癫病，虚则可治，实则死。

癫疾，脉实坚者，生；脉沉细小者，死。

癫疾，脉搏大滑者，久久自已。其脉沉小急实，不可治；小坚急，亦不可疗。

诊头痛、目痛、久视无所见者，死。久视，一作卒视。

诊人心腹积聚，其脉坚强急者，生；虚弱者，死。又实强者，生；沉者，死。其脉大，腹大胀，四肢逆冷，其人脉形长者，死。腹胀满，便血，脉大时绝，极下血；脉小疾者，死。

心腹痛，痛不得息，脉细小迟者，生；坚大疾者，死。

肠澼，便血，身热则死，寒则生。

肠澼，下白沫，脉沉则生，浮则死。

肠澼，下脓血，脉悬绝则死，滑大则生。

肠澼之属，身热，脉不悬绝，滑大者，生；悬涩者，死。以脏期之。

肠澼，下脓血，脉沉小流连者，生；数疾且大，有热者，死。

肠澼，筋挛，其脉小细安静者，生；浮大紧者，死。

洞泄，食不化，不得留，下脓血，脉微小连者，生；紧急者，死。

泄注，脉缓，时小结者，生；浮大数者，死。

蟨蚀阴肛[4]，其脉虚小者，生；紧急者，死。

咳嗽，脉沉紧者，死；浮直者，生；浮软者，生；小沉伏匿者，死。

咳嗽，羸瘦，脉形坚大者，死。

咳，脱形，发热，脉小坚急者，死；肌瘦，下_{一本云不脱形}，
热不去者，死。

咳而呕，腹胀且泄，其脉弦急欲绝者，死。

吐血、衄血、脉滑小弱者，生；实大者，死。

汗出若衄，其脉小滑者，生；大躁者，死。

唾血，脉紧强者，死；滑者，生。

吐血而咳，上气，其脉数，有热，不得卧者，死。

上气，脉数者，死。谓其形损故也。

上气，喘息低昂[5]，其脉滑，手足温者，生；脉涩，四肢寒
者，死。

上气，面浮肿，肩息，其脉大，不可治，加利必死。一作又甚。

上气，注液[6]，其脉虚宁宁伏匿者，生；坚强者死。

寒气上攻，脉实而顺滑者，生；实而逆涩则死。《太素》云：寒气
暴上，脉满实，何如？曰：实而滑则生，实而逆则死矣。其形尽满何如？曰；举形尽满者，脉急
大坚，尺满而不应，如是者，顺则生，逆则死。何谓顺则生、逆则死？曰：所谓顺者，手足温也；
谓逆者，手足寒也。

痟瘅，脉实大，病久可治；脉悬小坚急，病久不可治。

消渴，脉数大者，生；细小浮短者，死。

消渴，脉沉小者，生；实坚大者，死。

水病，脉洪大者，可治；微细者，不可治。

水病，胀闭，其脉浮大软者，生；沉细虚小者，死。

水病，腹大如鼓，脉实者，生；虚者，死。

卒中恶[7]，吐血数升，脉沉数细者，死；浮大疾快者，生。

卒中恶，腹大，四肢满，脉大而缓者，生；紧大而浮者，

死；紧细而微者，亦生。

病疮，腰脊强急，瘛疭者，皆不可治。

寒热，瘛疭，其脉代、绝者，死。

金疮，血出太多，其脉虚细者，生；数实大者，死。

金疮，出血，脉沉小者，生；浮大者，死。

斫[8]疮，出血一二石，脉来大，二十日死。

斫刺俱有，病多，少血，出不自止断者，其脉止，脉来大者，七日死；滑细者，生。

从高倾仆，内有血，腹胀满，其脉坚强者，生；小弱者，死。

人为百药所中伤，脉浮涩而疾者，生；微细者，死；洪大而迟者，生。《千金》迟作速。

人病甚而脉不调者，难差。人病甚而脉洪者，易差。

人内外俱虚，身体冷而汗出，微呕而烦扰，手足厥逆，体不得安静者，死。

脉实满，手足寒，头热，春秋生，冬夏死。

老人脉微，阳羸阴强者，生；脉焱大加息一作如急者，死。阴弱阳强，脉至而代，奇一作寄月[9]而死。

尺脉涩而坚，为血实气虚也。其发病腹痛逆满，气上行，此为妇人胞中绝伤，有恶血，久成结瘕。得病以冬时，黍穄赤而死。

尺脉细而微者，血气俱不足，细而来有力者，是谷气不充，病得节辄动，枣叶生而死。此病秋时得之。

左手寸口脉偏动，乍大乍小，不齐，从寸口至关，关至尺，三部之位，处处动摇，各异不同，其人病，仲夏得之此脉，桃花落而死。花，一作叶。

右手寸口脉偏沉伏，乍小乍大，朝来浮大，暮夜沉伏。浮大即太过，上出鱼际。沉伏即下不至关中。往来无常，时时复来者，榆叶枯落而死。叶，一作荚。

右手尺部，脉三十动一止，有顷更还，二十动一止，乍动乍疏，连连相因，不与息数相应，其人虽食谷，犹不愈，蘩草生而死。

左手尺部，脉四十动而一止，止而复来，来逆如循直木，如循张弓弦，絚絚然[10]如两人共引一索，至立冬死。《千金》作至立春而死。

【注释】

[1] 穰穰：丰盛富饶的样子。

[2] 牒牒：累累的样子，指脉沉迟。

[3] 温：通"蕴"，蕴含，蕴藏。

[4] 蠚虫蚀阴肛：虫蚀肛门。

[5] 喘息低昂：喘息急促而头部一仰一低。

[6] 注液：痰等水液停留。

[7] 中恶：感受秽毒或邪恶鬼祟等不正之气，突然厥逆，不省人事。

[8] 斫：大锄，引申为用刀、斧等砍。

[9] 奇月：此处作越月解。

[10] 絚絚然：形容纑绳时两绳子因紧张而绞动。

诊三部脉虚实决死生第八

论述三部脉象对应疾病生死预后。

【原文】

三部脉调而和者，生。

三部脉废者，死。

三部脉虚，其人长病得之，死。虚而涩，长病亦死，虚而滑亦死，虚而缓亦死，虚而弦急，癫病亦死。

三部脉实而大，长病得之，死；实而滑，长病得之，生。卒病得之，死；实而缓，亦生；实而紧，亦生；实而紧急，癫痫可治。

三部脉强，非称[1]其人病，便死。

三部脉羸，非其人—作脉得之，死。

三部脉粗，长病得之，死；卒病得之，生。

三部脉细而软，长病得之，生；细而数，亦生；微而紧，亦生。

三部脉大而数，长病得之，生；卒病得之，死。

三部脉微而伏，长病得之，死。

三部脉软—作濡，长病得之，不治自愈；治之，死。卒病得之，生。

三部脉浮而结，长病得之，死；浮而滑，长病亦死；浮而数，长病风得之，生；卒病得之，死。

三部脉芤，长病得之，生；卒病得之，死。

三部脉弦而数，长病得之，生；卒病得之，死。

三部脉革，长病得之，死；卒病得之，生。

三部脉坚而数，如银钗股，蛊毒病[2]，必死；数而软，蛊毒病得之，生。

三部脉濊濊如羹上肥，长病得之，死；卒病得之，生。

三部脉连连如蜘蛛丝，长病得之，死；卒病得之，生。

三部脉如霹雳，长病得之，死；三十日死。

三部脉如弓弦，长病得之，死。

三部脉累累如贯珠，长病得之，死。

三部脉如水淹然流，长病不治自愈，治之反死。一云：如水流者，长病七十日死；如水不流者，长病不治自愈。

三部脉如屋漏[3]，长病十日死。《千金》云：十四日死。

三部脉如雀啄[4]，长病七日死。

三部脉如釜中汤沸[5]，朝得暮死，夜半得日中死，日中得夜半死。

三部脉急，切腹间，病又婉转腹痛，针上下差。

【注释】

[1]称：相称，称合。

[2]蛊毒病：因中蛊毒所致的病证，主要表现为腹部胀满。

[3]屋漏：七怪脉之一。脉搏很久才跳动一次，且间歇时间不匀，慢而无力，如屋漏雨水，许久一滴。多为胃气营卫将绝之候。

[4]雀啄：七怪脉之一，其脉象连三五至而歇，歇而再至，如雀啄食。该脉象脉来坚硬，断断续续，毫无冲和之气，属于死脉，代表脾气已绝。

〔5〕釜中汤沸：釜沸脉，七怪脉之一，浮数之极，至数不清；如釜中沸水，浮泛无根。

新刊王氏脉经卷第五

张仲景论脉第一

概述阴阳、荣卫气血之生理及病理状态。

【原文】

脉有三部，阴阳相乘。荣卫气血，在人体躬《千金》作而行人躬。呼吸出入，上下于中，因息游布，津液流通。随时动作，效象形容[1]。春弦秋浮，冬沉夏洪。察色观脉，大小不同，一时之间，变无经常，尺寸参差，或短或长。上下乖错，或存或亡。病辄改易，进退低昂[2]。心迷意惑，动失纪纲，愿为缕陈[3]，令得分明。

师曰：子之所问，道之根源。脉有三部，尺寸及关。荣卫流行，不失衡铨[4]，肾沉心洪。肺浮肝弦，此自经常，不失铢分。出入升降，漏刻周旋，水下二刻，臣亿等详水下二刻疑检旧本如此。脉一周身，旋复寸口，虚实见焉。变化相乘，阴阳相干。风则浮虚，寒则紧弦，沉潜水滀[5]，支饮急弦，动弦为痛，数洪热烦。设有不应，知变所缘。三部不同，病各异端。太过可怪，不及亦然，邪不空见，终必有奸。审察表里，三焦别分，知邪所舍，消息[6]诊看，料度腑脏，独见若神。为子条记，传与贤人。

【注释】

［1］效象形容：通过取象来形容脉的形状。

［2］进退低昂：脉来去快慢、有力无力。

［3］缕陈：详细地陈述，缕述。

［4］衡铨：衡量轻重，引申为规矩法度。

［5］水潴：水液蓄积。

［6］消息：仔细谨慎地思忖。

扁鹊阴阳脉法第二

论述三阴三阳脉的生理及病理状态。

【原文】

脉，平旦曰太阳，日中曰阳明，晡时曰少阳，黄昏曰少阴，夜半曰太阴，鸡鸣曰厥阴，是三阴三阳时也。

少阳之脉，乍小乍大，乍长乍短，动摇六分。王十一月甲子夜半，正月、二月甲子王。

太阳之脉，洪大以长，其来浮于筋上，动摇九分。三月、四月甲子王。

阳明之脉，浮大以短，动摇三分。大前小后，状如科斗，其至跳。五月、六月甲子王。

少阴之脉，紧细，动摇六分。王五月甲子日中，七月、八月甲子王。

太阴之脉，紧细以长，乘于筋上，动摇九分。九月、十月甲子王。

厥阴之脉，沉短以紧，动摇三分。十一月、十二月甲子王。

厥阴之脉急弦，动摇至六分以上，病迟脉寒，少腹痛引腰，形喘者死；脉缓者可治。刺足厥阴入五分。

少阳之脉，乍短乍长，乍大乍小，动摇至六分以上。病头痛，胁下满，呕可治；扰即死一作伛可治，偃即死。刺两季肋端足少阳也，入七分。

阳明之脉，洪大以浮，其来滑而跳，大前细后，状如科斗，动摇至三分以上。病眩头痛，腹满痛，呕可治；扰即死。刺脐上四寸，脐下三寸，各六分。

从二月至八月，阳脉在表；从八月至正月，阳脉在里。附阳脉强，附阴脉弱。至即惊，实则癥疾。细而沉，不癥疾即泄，泄即烦，烦即渴，渴即腹满，满即扰，扰即肠澼，澼即脉代，乍至乍不至。大而沉即咳，咳即上气，上气甚则肩息，肩息甚则口舌血出，血出甚即鼻血出。变出寸口，阴阳表里，以互相乘。如风有道，阴脉乘阳也。寸口中，前后溢者，行风[1]。寸口中，外实内不满者，三风、四温。寸口者，劳风。劳风者，大病亦发，快行汗出亦发。软风者，上下微微扶骨，是其诊也。表缓，腹内急者，软风也。猥雷实夹者，飘风。从阴趋阳者，风邪。一来调，一来速，鬼邪也。阴缓阳急者，表有风来入脏也。阴急者，风已抱阳入腹。上逯逯[2]，下宛宛[3]，不能至阳，流饮[4]也。上下血微，阴强者，为漏僻；阳强者，酒僻也。伛偷[5]不过，微反阳，澹浆[6]也。阴扶骨绝者，从寸口前顿[7]趣于阴，汗水也。来调四布者，欲病水也。阴脉不偷，阳脉伤，复少津。寸口中后大前兑[8]，至阳而实者，僻食。小过阳一分者，七日僻；二分者，十日僻；三分者，十五日僻；四分者，二十日僻；四分中伏不过者，半岁僻。敦敦[9]不至胃阴一分，饮馎饵[10]僻也。外勾者，久僻也。内卷者，十日以还。外强内弱者，裹大核也，并浮而弦者，汁核。并浮紧而数，如沉，病暑食粥—作微。有内紧而伏，麦饭若饼[11]。寸口脉倚阳，紧细以微，瓜菜皮也；若倚如紧，荠藏菜[12]也。赜赜[13]无数，生肉僻也；附阳者，炙肉僻也。小倚生，浮大如故，生麦豆也。

【注释】

[1] 行风：善行而数变游走的风病。

[2] 逯逯：迟缓的样子。

[3] 宛宛：软弱的样子。

[4] 流饮：痰饮流于肠道导致肠间漉漉有声等的饮证。

[5] 伛偻：身形背曲而瘦削薄弱。

[6] 澹浆：痰饮。

[7] 顿：立刻，突然。

[8] 兑：通“锐”。指脉搏细小。

[9] 敦敦：敦厚，厚重的样子。

[10] 铺饵：粉饼。

[11] 麦饭若饼：因食麦饭或饼类所致积滞。

[12] 荠藏菜：久藏的荠菜。

[13] 赜赜：深深的样子。

扁鹊脉法第三

诊脉必须结合视色、听声等诊法进行辨证。

【原文】

扁鹊曰：人一息脉二至，谓平脉，体形无苦。人一息脉三至，谓病脉。一息四至，谓痹者，脱脉气，其眼睛青者，死。人一息脉五至以上，死，不可治也。都—作声息病，脉来动，取极五至，病有六七至也。

扁鹊曰：平和之气，不缓不急，不滑不涩，不存不亡，不短不长，不俛不仰，不从不横，此谓平脉，肾—作紧受如此—作刚，身无苦也。

扁鹊曰：脉气弦急，病在肝。少食多厌，里急多言，头眩目痛，腹满，筋挛，癫疾上气，少腹积坚，时时唾血，咽喉中干。相病之法，视色听声，观病之所在，候脉要诀岂不微乎？脉浮如数，无热者，风也。若浮如数，而有热者，气也，脉洪大者，又两乳房动[1]，脉复数，加有寒热，此伤寒病也。若羸长病，如脉浮溢寸口，复有微热，此疰气[2]病也，如复咳又多热，乍剧乍差，难治也。又疗无剧者，易差；不咳者，易治也。

【注释】

[1] 乳房动：乳房下垂。

[2] 疰气：邪气久住体内，多指具有传染性和病程长的慢性病。

扁鹊华佗察声色要诀第四

诊察声色判别精、气、神及疾病的吉凶预后。

【原文】

病人五脏已夺，神明不守，声嘶者，死。

病人循衣缝[1]，谵言者，不可治。

病人阴阳俱绝，掣衣掇空，妄言者，死。

病人妄语错乱及不能语者，不治；热病者，可治。

病人阴阳俱绝，失音不能言者，三日半死。

病人两目眦有黄色起者，其病方愈。

病人面黄目青者，不死；青如草滋，死。

病人面黄目赤者，不死；赤如衃血，死。

病人面黄目白者，不死；白如枯骨，死。

病人面黄目黑者，不死；黑如炲[2]，死。

病人面目俱等者，不死。

病人面黑目青者，不死。

病人面青目白者，死。

病人面黑目白者，不死。

病人面赤目青者，六日死。

病人面黄目青者，九日必死，是谓乱经[3]。饮酒当风邪入胃经，胆气妄泄，目则为青，虽有天救，不可复生。

病人面赤目白者，十日死。忧恚思虑，心气内索[4]，面色反好，急求棺椁。

病人面白目黑者，死。此谓荣华已去，血脉空索。

病人面黑目白者，八日死。肾气内伤，病因留积。

病人面青目黄者，五日死。

病人着床，心痛短气，脾竭内伤，百日复愈。能起傍徨，因坐于地，其亡倚床，能治此者，可谓神良。

病人面无精光，若土色，不受饮食者，四日死。

病人目无精光及牙齿黑色者，不治。

病人耳目鼻口有黑色起，入于口者，必死。

病人耳目及颧颊赤者，死在五日中。

病人黑色出于额，上发际，下直鼻脊两颧上者，亦死在五日中。

病人黑气出天中，下至年上、颧上者，死。

病人及健人黑色若白色起，入目及鼻口，死在三日中。

病人及健人面忽如马肝色，望之如青，近之如黑者，死。

病人面黑，目直视，恶风者，死。

病人面黑，唇青者，死。

病人面青，唇黑者，死。

病人面黑，两胁下满，不能自转反者，死。

病人目回回直视，肩息者，一日死。

病人头目久痛，卒视无所见者，死。

病人阴结[5]阳绝，目精脱，恍惚者，死。

病人阴阳绝竭，目眶陷者，死。

病人眉系[6]倾[7]者，七日死。

病人口如鱼口，不能复闭，而气出多不反者，死。

病人口张者，三日死。

病人唇青，人中反，三日死。

病人唇反，人中反者，死。

病人唇口忽干者，不治。

病人唇肿齿焦者，死。

病人阴阳俱竭，其齿如熟小豆，其脉快者，死。

病人齿忽变黑者，十三日死。

病人舌卷卵缩者，必死。

病人汗出不流，舌卷黑者，死。

病人发直者，十五日死。

病人发如干麻，善怒者，死。

病人发与眉冲起者，死。

病人爪甲青者，死。

病人爪甲白者，不治。

病人手足爪甲下肉黑者，八日死。

病人荣卫竭绝，面浮肿者，死。

病人卒肿，其面苍黑者，死。

病人手掌肿，无文者，死。

病人脐肿，反出者，死。

病人阴囊茎俱肿者，死。

病人脉绝，口张足肿，五日死。

病人足趺上肿，两膝大如斗者，十日死。

病人卧，遗屎不觉者，死。

病人尸臭者，不可治。

肝病皮黑，肺之日庚辛死。

心病目黑，肾之日壬癸死。

脾病唇青，肝之日甲乙死。

肺病颊赤目肿，心之日丙丁死。

肾病面肿唇黄，脾之日戊己死。

青欲如苍璧之泽，不欲如蓝。

赤欲如帛裹朱，不欲如赭。

白欲如鹅羽，不欲如盐。

黑欲重漆，不欲如炭。

黄欲如罗裹雄黄，不欲如黄上。

目色，赤者病在心，白在肺，黑在肾，黄在脾，青在肝。黄色不可名者，病胸中。

诊目病，赤脉从上下者，太阳病也；从下上者，阳明病也；从外入内者，少阳病也。

诊寒热瘰疬，目中有赤脉，从上下至瞳子，见一脉，一岁死；见一脉半，一岁半死；见二脉，二岁死；见二脉半，二岁半死；见三脉，三岁死。

诊龋齿痛，按其阳明之脉，来有过者独热，在右右热，在左左热，在上上热，在下下热。

诊血者脉，多赤多热，多青多痛，多黑为久痹，多赤、多黑、多青皆见者，寒热身痛。面色微黄，齿垢黄，爪甲上黄，黄疸也。安卧，少黄赤，脉小而涩者，不嗜食。

【注释】

［1］循衣缝：手循摸衣角。

［2］炲：烟煤之黑灰。

［3］乱经：经气紊乱。

［4］索：毫无，穷尽。

［5］阴结：病证名，主症为大便不通，属于阴证。

［6］眉系：眼眉部。

［7］倾：倾斜。

扁鹊诊诸反逆死脉要诀第五

论述诸反、逆、死之脉象。

【原文】

扁鹊曰：夫相死脉之气，如群鸟之聚，一马之驭系[1]，水交驰之状，如悬石之落。出筋之上，藏筋之下，坚关之里，不在荣卫，伺候[2]交射，不可知也。

脉病人不病，脉来如屋漏、雀啄者，死。屋漏者，其来既绝而止，时时复起，而不相连属也。雀啄者，脉来甚数而疾，绝止复顿来也。又经言：得病七八日，脉如屋漏、雀啄者，死。脉弹人手如黍米也。

脉来如弹石，去如解索者，死。弹石者，辟辟急也。解索者，动数而随散乱，无复次绪也。

脉困[3]，病人脉如虾之游，如鱼之翔者，死。虾游者，苒苒而起，寻复退没，不知所在，久乃复起，起辄迟而没去速者是也。鱼翔者，似鱼不行，而但掉尾动，头身摇而久住者是也。脉如悬薄[4]卷索者，死。

脉如转豆者，死。脉如偃刀[5]者，死。脉涌涌[6]不去者，死。脉忽去忽来，暂止复来者，死。脉中侈[7]者，死。脉分绝者，死。上下分散也。

脉有表无里者，死。经名曰结，去即死。何谓结？脉在指下如麻子动摇，属肾，名曰结，去死近也。脉五来一止，不复增减者，死。经名曰代。何谓代？脉五来一止也。脉七来是人一息，半时不复增减，亦名曰代，正死不疑。

经言：病或有死，或有不治自愈，或有连年月而不已。其死生存亡，可切脉而知之邪？然。可具知也。设病者若闭目不欲见人者，脉当得肝脉，弦急而长，反得肺脉浮短而涩者，死也。病若开目而渴，心下牢者，脉当得紧实而数，反得沉滑而微者，死。病若吐血，复鼽衄者，脉当得沉细，而反浮大牢者，死。病若谵言妄语，身当有热，脉当洪大，而反手足四逆，脉反沉细微者，死。病若大腹而泄，脉当微细而涩，反得紧大而滑者，死。此之谓也。

经言：形脉与病相反者，死。奈何？然。病若头痛目痛，脉反短涩者，死。

病若腹痛，脉反浮大而长者，死。

病若腹满而喘，脉反滑利而沉者，死。

病若四肢厥逆，脉反浮大而短者，死。

病若耳聋，脉反浮大而涩者，死。《千金翼》云：脉大者生，沉迟细者难治。

病若目䀮䀮，脉反大而缓者，死。

左有病而右痛，右有病而左痛，下有病而上痛，上有病而下痛，此为逆，逆者死，不可治。脉来沉之绝濡，浮之不止，推手者，半月死。一作半日。脉来微细而绝者，人病当死。

人病脉不病者，生；脉病人不病者，死。

人病尸厥[8]，呼之不应，脉绝者，死。脉当大反小者，死。

肥人脉细小，如丝欲绝者，死。

羸人得躁脉者，死。

人身涩而脉来往滑者，死。

人身滑而脉来往涩者，死。

人身小而脉来往大者，死。

人身短而脉来往长者，死。

人身长而脉来往短者，死。

人身大而脉来往小者，死。

尺脉不应寸，时如驰[9]，半日死。《千金》云：尺脉上应寸口，太迟者，半日死。

肝脾俱至，则谷不化。肝多即死。

肺肝俱至，则痈疽，四肢重。肺多即死。

心肺俱至，则痹，消渴，懈怠。心多即死。

肾心俱至，则难以言，九窍不通，四肢不举。肾多即死。

脾肾俱至，则五脏败坏。脾多即死。

肝心俱至，则热甚瘛疭，汗不出，妄见邪。

肝肾俱至，则疝瘕，少腹痛，妇人月使不来。肝满、肾满、肺满皆实，则为肿。肺之雍，喘而两胠满。肝雍，两胠满，卧则惊，不得小便。肾雍，脚下至少腹满，胫有大小，髀胻大跛，易偏枯。心肺满大，痫瘛筋挛。肝脉小急，痫瘛筋挛。肝脉骛暴[10]，有所惊骇，脉不至，若喑，不治自已。肾脉小急，肝脉小急，心脉小急，不鼓，皆为瘕。肾脉并沉，为石水；并浮，为风水；并虚，为死；并小弦，欲惊。肾脉大急沉，肝脉大急沉，皆为疝。心脉搏滑急，为心疝，肺脉沉搏，为肺疝。脾脉外鼓，沉为肠澼，久自已。肝脉小缓，为肠澼，易治。肾脉小搏沉，为肠澼下血，血温身热者死。心肝澼，亦下血。二脏同病者，可治。其脉小沉涩者，为肠澼，其身热者死，热见七日死。胃脉沉鼓涩，胃外鼓大，心脉小紧急，皆膈偏枯，男子发左，女子发右，不喑舌转，可治，三十日起。其顺者喑，三岁起。年不满二十者，三岁死。脉至而搏，血衄，身有热者死。脉来如悬钩，浮，为热。脉至如喘，名曰气厥。气厥者，不知与人言。《素问》《甲乙》作暴厥。脉至如数，使人暴惊，三四日自已。脉至浮合，浮合如数，一息十至、十至以上，是为经气予不足也，微见[11]，九十日死。脉至如火新然，是心精之予夺也，草干而死。脉至如散叶，是肝气予虚也，木叶落而死。木叶落作枣华。

脉至如省客[12]，省客者，脉塞而鼓[13]，是肾气予不足也，悬[14]去枣华而死。脉至如泥丸，是胃精予不足也，榆荚落而死。《素问》荚作叶。

脉至如横格[15]，是胆气予不足也，禾熟而死。脉至如弦缕，是胞精予不足也，病善言，下霜而死；不言，可治。脉至如交漆[16]，交漆者，左右傍至也，微见四十日死。《甲乙》作交棘。脉至如涌泉，浮鼓肌中，是大肠气予不足也，少气，味韭英而死。脉至如委土[17]《素问》作颓土之状，按之不得，是肌气予不足也，五色先见黑，白垒[18]一作藟发死。脉至如悬雍[19]，悬雍者，浮揣切之益大，是十二俞之予不足也，水凝而死。脉至如偃刀，偃刀者，浮之小急也，按之坚大急，五脏菀熟[20]，寒热独并于肾也，如此其人不得坐，立春而死。脉至如圆滑不直手，不直手者，按之不可得也，是大肠气予不足也，枣叶生而死。脉至如春者，令人善恐，不欲坐卧，行立常听，是小肠气予不足也，季秋而死。

问曰：尝以春二月中，脉一病人，其脉反沉，师记言到秋当死。其病反愈，到七月复病，因往脉之，其脉续沉，复记言至冬死。

问曰：二月中得沉脉，何以故处之至秋死也？师曰：二月之时，其脉自当濡弱而弦，得沉脉，到秋自沉，脉见浮即死，故知到秋当死也。七月之时，脉复得沉，何以处之至冬当死？师曰：沉脉属肾，真脏脉也，非时妄见。

经言：王相囚死。冬脉本王脉，不再见，故知至冬当死也。然后至冬复病，王以冬至日死，故知为谛。华佗效此。

【注释】

［1］驭系：操纵，牵制。

［2］伺候：观察，伺机。

［3］困：混乱。

［4］悬薄：垂帘。

［5］偃刀：指仰起之刀，形容脉象弦细劲急，如手触刀刃。

［6］涌涌：水上涌溢出盛急的样子。

［7］侈：大。

［8］尸厥：厥证之一，突然昏倒，不省人事，乍看似死。

［9］驰：急促如马奔。

［10］骛暴：脉象突然躁急散乱。

［11］微见：开始出现。

［12］省客：或去或来，如省问之客。

［13］脉塞而鼓：塞者，或无或止；鼓者，或有而搏。

［14］悬：悬挂。

［15］横格：脉长而坚，如物横格中央。

［16］交漆：形容脉来如沥漆相交，左右相缠相傍。

［17］委土：形容脉如土委放在地，虚大而无力，重按软塌。

［18］白蕾：白色的蘽，发于春天。

［19］悬雍：形容脉浮取而大、稍按即小。

［20］菀熟：郁热。

新刊王氏脉经卷第六

肝足厥阴经病证第一

论述肝及足厥阴肝经病证及治法。

【原文】

肝气虚，则恐；实，则怒。肝气虚，则梦见园苑生草，得其时，则梦伏树下不敢起。肝气盛，则梦怒。厥气[1]客于肝，则梦山林树木。

病在肝，平旦慧，下晡甚，夜半静。

病先发于肝者，头目眩，胁痛支满；一日之脾，闭塞不通，身痛体重；二日之胃，而腹胀；三日之肾，少腹腰脊痛，胫酸；十日不已，死。冬日入，夏早食。

肝脉搏坚而长，色不青，当病坠堕，若搏，因血在胁下，令人喘逆。若软而散。其色泽者，当病溢饮。溢饮者，渴暴多饮，而溢—作易入肌皮肠胃之外也。

肝脉沉之而急，浮之亦然，苦胁下痛，有气支满，引少腹而痛，时小便难，苦目眩头痛，腰背痛，足为逆寒，时癃，女人月使不来，时亡时有，得之少时有所坠堕。

青脉之至也，长而左右弹，诊曰有积气在心下，支肤，名曰肝痹。得之寒湿，与疝同法，腰痛，足清，头痛。

肝中风者，头目瞤，两胁痛，行常伛，令人嗜甘如阻归状[2]。

肝中寒者，其人洗洗[3]恶寒，翕翕发热，面翕然赤，漐漐有汗，胸中烦热。

肝中寒者，其人两臂不举，舌本又作大燥，善太息，胸中痛，不得转侧，时盗汗，咳，食已吐其汁。肝主胸中，喘，怒骂，其脉沉，胸中叉窒，欲令人推按之，有热，鼻窒。

凡有所坠堕，恶血留内，若有所大怒，气上而不能下，积于左胁下，则伤肝。肝伤者，其人脱肉，又卧，口欲得张，时时[4]手足青，目瞑，瞳人痛，此为肝脏伤所致也。

肝胀者，胁下满而痛引少腹。

肝水者，其人腹大，不能自转侧，而胁下腹中痛，时时津液微生，小便续通。

肺乘肝，即为痈肿；心乘肝，必吐利。

肝着者，其病人常欲蹈其胸上，先未苦时，但欲饮热。

肝之积，名曰肥气，在左胁下，如覆杯，有头足，如龟鳖状。久久不愈，发咳逆，痎疟，连岁月不已。以季夏戊己日得之，何也？肺病传肝，肝当传脾，脾适以季夏王，王者不受邪，肝复欲还肺，肺不肯受，因留结为积，故知肥气以季夏得之。

肝病，其色青，手足拘急，胁下苦满，或时眩冒，共脉弦长，此为可治。宜服防风竹沥汤、秦艽散。春当刺大敦，夏刺行间，冬刺曲泉，皆补之；季夏刺太冲，秋刺中都，皆泻之。又当灸期门百壮，背第九椎五十壮。

肝病者，必两胁下痛引少腹，令人善怒。虚则目䀮䀮无所见，耳无所闻，善恐，如人将捕之。若欲治之，当取其经。

足厥阴与少阳气逆，则头目痛，耳聋不聪，颊肿，取血者。邪在肝，则两胁中痛，寒中。恶血在内肑，善瘈节时肿。取之行间以引胁下，补三里以温胃中，取血脉以散恶血，取耳间青脉以去其瘕。足厥阴之脉，起于大指聚毛之际，上循足跗上廉，去内踝一寸，上踝八寸，交出太阴之后，上腘内廉，循股，入阴毛中，环阴器，抵少腹，侠胃，属肝，络胆，上贯膈，布胁肋，循喉咙之后，上入颃颡[5]，连目系，上出额，与督脉会于巅。其支者，从目系下颊里，环唇内。其支者，复从肝别贯膈，上注肺中。是动则病腰痛，不可以俛仰，丈夫㿉疝，妇人少腹肿，甚则嗌干，面尘脱色。是主肝所生病者，胸满，呕逆，洞泄，狐疝[6]，遗溺，闭癃。盛者，则寸口大一倍于人迎；虚者，则寸口反小于人迎。

足厥阴之别，名曰蠡沟，去内踝上五寸，别走少阳。其别者，循经上睾，结于茎。其病气逆，则睾肿卒疝。实则挺长，热虚则暴痒。取之所别。肝病，胸满胁胀，善恚怒，叫呼，身体有热，而复恶寒，四肢不举，面目白，身体滑[7]。其脉当弦长而急，今反短涩，其色当青，而反白者，此是金之克木，为大逆，十死不治。

【注释】

［1］厥气：邪气。

［2］如阻归状：归，《周氏医学丛书》本作"妇"。孕妇恶阻而饮食偏嗜。

［3］洗洗：同"洒洒"，指恶寒的样子。

［4］时时：不时。

［5］颃颡：咽喉。

［6］狐疝：疝气之一，表现为小肠时而坠入阴囊，阴囊时大时小。

［7］滑：自觉浮虚而不实之感。

胆足少阳经病证第二

论述胆及足少阳胆经病证及治法。

【原文】

胆病者，善太息，口苦，呕宿汁，心澹澹恐，如人将捕之，嗌中介介然[1]，数唾，候在足少阳之本末，亦见其脉之陷下者，灸之；其寒热，刺阳陵泉。善呕，有苦汁，长太息，心中澹澹，善悲恐，如人将捕之，邪在胆，逆在胃，胆液则口苦，胃气逆则呕苦汁，故曰呕胆。刺三里，以下胃气逆；刺足少阳血络，以闭胆；却调其虚实，以去其邪也。

胆胀者，胁下痛胀，口苦，太息。

厥气客于胆，则梦斗讼[2]。

足少阳之脉，起于目兑眦，上抵头角，下耳后，循颈行。

手少阳之脉前，至肩上，却交手少阳之后，入缺盆。其支者，从耳后入耳中，出走耳前，至兑眦后。其支者，别兑眦，下大迎，合手少阳于顑[3]，一本云：别兑眦，上迎手少阳于巅。下加颊车，下颈，合缺盆，以下胸中，贯膈，络肝，属胆，循胁里，出气街，绕毛际，横入髀厌[4]中。其直者，从缺盆下腋，循胸中，过季胁，下合髀厌中，以下循髀阳[5]，出膝外廉，下外辅骨[6]之前，直下抵绝骨之端，下出外踝之前，循足跗上，出小指次指之端。其支者，跗上入大指之间，循大指歧[7]内，出其端，还贯入爪甲，出三毛。是动则病口苦，善太息，心胁痛，不能反侧，甚则面微尘，体无膏泽，足外反热，是为阳厥[8]。是主骨所生病者，头痛角颔痛，目兑眦痛，缺盆中肿痛，腋下肿，马刀侠瘿[9]，汗出，振寒，疟，胸中、胁肋，髀、膝外至胻、绝骨、外踝前，及诸节皆痛，小指次指不用。盛者，则人迎大一倍于寸口；虚者，则人迎反小于寸口也。

【注释】

[1] 介介然：形容有物梗阻的样子。

[2] 斗讼：争论，讼辩。

[3] 颐：颧骨。

[4] 髀厌：髀枢，即髋关节。

[5] 髀阳：大腿外侧。

[6] 外辅骨：腓骨。

[7] 歧：分叉处。

[8] 阳厥：病名。足少阳经经气厥逆所致的病证。

[9] 马刀侠瘿：属瘰疬之类。常成串而出，质坚硬，其生于颈部者称为侠瘿，其形长者称为马刀。

心手少阴经病证第三

论述心及手少阴心经病证及治法。

【原文】

心气虚，则悲不已；实，则笑不休。心气虚，则梦救火，阳物，得其时则梦燔灼。心气盛，则梦喜笑及恐畏。厥气客于心，则梦丘山烟火。

病在心，日中慧，夜半甚，平旦静。

病先发于心者，心痛；一日之肺，喘咳；三日之肝，胁痛支满；五日之脾，闭塞不通，身痛体重；三日不已，死，冬夜半，夏日中。

心脉搏坚而长，当病舌卷不能言。其软而散者，当病消渴而已。

心脉沉之小而紧，浮之不喘，苦心下聚气而痛，食不下，喜咽唾，时手足热，烦满，时忘，不乐，喜太息，得之忧思。赤脉之至也，喘而坚。诊曰有积气在中，时害于食，名曰心痹。得之外疾，思虑而心虚，故邪从之。

心脉急，名曰心疝，少腹当有形。其以心为牡脏[1]，小肠为之使，故少腹。

邪哭使魂魄不安者，血气少也。血气少者，属于心。心气虚者，其人即畏—作衰，合目欲眠，梦远行而精神离散，魂魄妄行。阴气衰者即为癫。阳气衰者即为狂。五脏者，魂魄之宅舍，精神之所根据托也。魂魄飞扬者，其五脏空虚也，即邪神居之，神灵所使，鬼而下之，脉短而微，其脏不足，则魂魄不安。魂属于肝，魄属于肺。肺主津液，即为涕泣。肺气衰者，即为泣出。肝气衰者，魂则不安。肝主善怒，其声呼。

心中风者，翕翕发热，不能起，心中饥而欲食，食则呕。

心中寒者，其人病心如啖蒜状。剧者，心痛彻背，背痛彻心，如虫注[2]。其脉浮者，自吐乃愈。愁忧思虑则伤心，心伤则苦惊，喜忘，善怒。心伤者，其人劳倦即头面赤而下重，心中痛彻背，自发烦热，当脐挑手，其脉弦，此为心脏伤所致也。

心胀者，烦心，短气，卧不安。

心水者，其人身体重一作肿，而少气，不得卧，烦而躁，其阴大肿。

肾乘心，必癃。

真心痛，手足清至节，心痛甚，旦发夕死，夕发旦死。

心腹痛，懊恼[3]，发作肿聚，往来上下行，痛有休作，心腹中热，苦渴，涎出者，是蛔咬也。以手聚而坚，持之毋令得移，以大针刺之，久持之，虫不动，乃出针。肠中有虫蛔咬，皆不可取以小针。心之积，名曰伏梁，起于脐上，上至心，大如臂。久久不愈，病烦心，心痛。以秋庚辛日得之，何也？肾病传心，心当传肺，肺适以秋王，王者不受邪，心复欲还肾，肾不肯受，因留结为积，故知伏梁以秋得之。

心病，其色赤，心痛，短气手掌烦热，或啼笑骂詈[4]，悲思愁虑，面赤身热，其脉实大而数，此为可治。春当刺中冲，夏刺劳宫，季夏刺太陵，皆补之；秋刺间使，冬刺曲泽，皆泻之。此是手厥阴心包络经。又当灸巨阙五十壮，背第五椎百壮。

心病者，胸内痛，胁支满，两胁下痛，膺背肩甲间痛，两臂内痛。虚则胸腹大，胁下与腰背相引而痛。取其经，手少阴、太阳，舌下血者，其变病，刺郄中血者。

邪在心，则病心痛，善悲，时眩仆，视有余不足而调之其输。

黄帝曰：手少阴之脉独无输，何也？岐伯曰：少阴者，心脉也，心者，五脏六腑之大主也。心为帝王，精神之所舍，其脏坚固，邪不能客。客之则伤心，心伤则神去，神去则身死矣。故诸邪在于心者，皆在心之包络，包络者，心主之脉也，故少阴无输焉。少阴无输，心不病乎？

对曰：其外经肺病，脏不病，故独取其经于掌后兑骨之端也。

手心主之脉，起于胸中，出属心包，下膈，历络三焦，其支者，循胸出胁，下腋三寸，上抵腋，下循臑内，行太阴少阴之间，入肘中，下臂，行两筋之间，入掌中，循中指出其端。其支者，别掌中，循小指次指出其端。是动则病手心热，肘臂挛急，腋肿，甚则胸胁支满，心中澹澹大动，面赤目黄，善笑不休。是主脉所生病者，烦心，心痛，掌中热。盛者，则寸口大一倍于人迎；虚者则寸口反小于人迎也。

手心主之别，名曰内关，去腕二寸，出于两筋间，循经以上，系于心包，络心系。气实则心痛，虚则为烦心，取之两筋间。心病，烦闷，少气，大热，热上荡心，呕吐，咳逆，狂语，汗出如珠，身体厥冷，其脉当浮，今反沉濡而滑；其色当赤，而反黑者，此是水之克火，为大逆，十死不治。

【注释】

［1］牡脏：属阳的脏腑。

［2］虫注：虫在内啃食。

［3］懊憹：心胸烦热，闷乱不宁之状。

［4］骂詈：斥骂，讽刺。

小肠手太阳经病证第四

论述小肠及手太阳小肠经病证及治法。

【原文】

小肠病者，少腹痛，腰脊控睾而痛，时窘之，复耳前热。若寒甚，独肩上热，及手小指次指之间热。若脉陷者，此其候也。

少腹控睾，引腰脊，上冲心，邪在小肠者，连睾系，属于脊，贯肝肺，络心系。气盛则厥逆，上冲肠胃，动肝肺，散于肓，结于厌[1]一作齐。故取之肓原[2]以散之，刺太阴以与之，取厥阴以下之，取巨虚下廉[3]以去之，按其所过之经以调之。

小肠有寒，其人下重，便脓血，有热，必痔。

小肠有宿食，常暮发热，明日复止。

小肠胀者，少腹䐜胀，引腹而痛。

厥气客于小肠，则梦聚邑[4]街衢[5]。

手太阳之脉，起之于小指之端，循手外侧，上腕，出踝[6]中，直上，循臂骨下廉，出肘内侧两骨之间，上循臑外后廉，出肩解[7]，绕肩甲，交肩上，入缺盆，向腋，络心，循咽，下膈，抵胃，属小肠。其支者，从缺盆循颈上颊，至目兑眦，却入耳中。其支者，别颊，上𩠐，抵鼻，至目内眦，斜络于颧。是动则病嗌痛，颔肿，不可以顾，肩似拔，臑似折。是主液所生病者，耳聋，目黄，颊颔肿，颈、肩、臑、肘、臂外后廉痛。盛者，则人迎大再倍于寸口；虚者，则人迎反小于寸口也。

【注释】

[1] 厌：会厌部。

[2] 肓原：关元穴。

[3] 巨虚下廉：下巨虚。

[4] 聚邑：人口、货物聚集的城市。

[5] 街衢：四通八达，交通便利的道路。

[6] 踝：此处指手腕后方小指侧的高骨。

[7] 肩解：肩胛棘端与上臂骨交会之处。

脾足太阴经病证第五

论述脾及足太阴脾经病证及治法。

【原文】

脾气虚，则四肢不用，五脏不安；实，则腹胀，泾溲不利。

脾气虚，则梦饮食不足，得其时，则梦筑垣盖屋。脾气盛，则梦歌乐，体重，手足不举。

厥气客于脾，则梦丘陵大泽，坏屋风雨。

病在脾，日昳慧，平旦甚，日中持，下晡静。

病先发于脾，闭塞不通，身痛体重；一日之胃，而腹胀；二日之肾，少腹腰脊痛，胫酸；三日之膀胱，背膂筋痛，小便闭；十日不已，死。冬人定，夏晏食[1]。脾脉搏坚而长，其色黄，当病少气。其软而散，色不泽者，当病足胻[2]肿，若水状。脾脉沉之而濡，浮之而虚，苦腹胀，烦满，胃中有热，不嗜食，食而不化，大便难，四肢苦痹。时不仁，得之房内。月使不来，来而频并。

黄脉之至也，大而虚，有积气在腹中，有厥气，名曰厥疝，女子同法。得之疾使四肢，汗出当风。

寸口脉弦而滑，弦则为痛，滑则为实。痛即为急，实即为踊[3]，痛踊相搏，即胸胁抢急。

趺阳脉浮而涩，浮即胃气微，涩即脾气衰，微衰相搏，即呼吸不得，此为脾家失度。

寸口脉双紧，即为入，其气不出，无表有里，心下痞坚。

趺阳脉微而涩,微即无胃气,涩即伤脾。寒在于膈,而反下之,寒积不消,胃微脾伤,谷气不行,食已自噫。寒在胸膈,上虚下实,谷气不通,为秘塞之病。

寸口脉缓而迟,缓则为阳,其气长;迟则为阴,荣气促。荣卫俱和,刚柔相得,三焦相承,其气必强。

趺阳脉滑而紧,滑即胃气实,紧即脾气伤,得食而不消者,此脾不治也,能食而腹不满,此为胃气有余。腹满而不能食,心下如饥,此为胃气不行,心气虚也。得食而满者,此为脾家不治。

脾中风者,翕翕发热,形如醉人,腹中烦重,皮肉𥇥𥇥而短气也。

凡有所击仆,若醉饱入房,汗出当风,则伤脾。脾伤则中气,阴阳离别,阳不从阴,故以三分候死生。

脾气弱,病利,下白,肠垢,大便坚,不能更衣,汗出不止,名曰脾气弱。或五液注下,青、黄、赤、白、黑。

病人鼻下平者,胃病也;微赤者,病发痈;微黑者,有热;青者,有寒;白者,不治。唇黑者,胃先病;微燥而渴者,可治;不渴者,不可治。脐反出者,此为脾先落—云先终。

脾胀者,善哕,四肢急,体重不能衣—作枚。

脾水者,其人腹大,四肢苦重,津液不生,但苦少气,小便难。

趺阳脉浮而涩,浮则胃气强,涩则小便数,浮涩相搏,大便则坚,其脾为约。脾约者,其人大便坚,小便利而反不渴。

凡人病脉已解,而反暮微烦者,人见病者差安[4],而强与谷,脾胃气尚弱,不能消谷,故令微烦。损谷则愈。

脾之积,名曰痞气,在胃管,覆大如盘。久久不愈,病四肢不收，黄瘅，食饮不为肌肤。以冬壬癸日得之，何也？肝病传脾，脾当传肾，肾适以冬王，王者不受邪，脾复欲还肝。肝不肯受，因留结为积，故知痞气以冬得之。

脾病，其色黄，饮食不消，腹苦胀满，体重节痛，大便不利，其脉微缓而长，此为可治。宜服平胃圆、泻脾圆、茱萸圆、附子汤。春当刺隐白，冬刺阴陵泉，皆泻之；夏刺大都，季夏刺公孙，秋刺商丘，皆补之。又当灸章门五十壮，背第十一椎百壮。脾病者，必身重，苦饥，足痿不收。《素问》作善肌，肉痿，足不收。行善瘛，脚下痛；虚则腹胀，肠鸣，溏泄，食不化。取其经，足太阴、阳明、少阴血者。

邪在脾胃，肌肉痛。阳气有余，阴气不足，则热中，善饥；阳气不足，阴气有余，则寒中，肠鸣腹痛；阴阳俱有余，若俱不足，则有寒有热，皆调其三里。

足太阴之脉，起于大指之端，循指内侧白肉际，过核骨[5]后，上内踝前廉，上腨[6]内，循胻骨后，交出厥阴之前，上循膝股内前廉，入腹，属脾，络胃，上膈，侠咽，连舌本，散舌下。其支者，复从胃别上膈，注心中。是动则病舌本强，食则呕一作吐，胃管痛，腹胀，善噫，得后与气[7]，则快然而衰，身体皆重。是主脾所生病者，舌本痛，体不能动摇，食不下，烦心，心下急痛，寒疟，溏，瘕，泄，水闭[8]，黄胆，好卧，不能食肉，唇青，强立，股膝内痛厥，足大趾不用。盛者，则寸口大三倍于人迎；虚者，则寸口反小于人迎。

足太阴之别，名曰公孙，去本节后一寸，别走阳明。其别者，入络肠胃。厥气上逆，则霍乱。实则腹中切痛，虚则鼓胀。取之所别。

脾病，其色黄，体青，失溲，直视，唇反张，爪甲青，饮食吐逆，体重节痛，四肢不举。其脉当浮大而缓，今反弦急，其色当黄，今反青，此是木之克土，为大逆，十死不治。

【注释】

[1] 晏食：寅时。

[2] 骭：胫骨。

[3] 瞤：形容肌肉跳动，眴动。

[4] 差安：稍有痊愈。

[5] 核骨：足大趾本节与跖骨结合之关节。

[6] 腨：腓肠肌，即腿肚。

[7] 得后与气：得以解大便与矢气。

[8] 水闭：小便闭塞不通。

胃足阳明经病证第六

论述胃及足阳明胃经病证及治法。

【原文】

胃病者，腹胀，胃管当心而痛，上支两胁，膈咽不通，饮食不下，取三里。

饮食不下，隔塞不通，邪在胃管。在上管，则抑而刺之；在下管，则散而去。

胃脉搏坚而长，其色赤，当病折髀。其软而散者，当病食痹[1]，髀痛。胃中有癖[2]，食冷物者，痛不能食，食热即能食。

胃胀者，腹满，胃管痛，鼻闻焦臭，妨于食，大便难。

诊得胃脉，病形何如？曰：胃实则胀，虚则泄。

病先发于胃，胀满；五日之肾，少腹腰脊痛，胫酸；三日之膀胱，背膂筋痛，小便闭；五日上之脾，闭塞不通，身痛体重。《灵枢》云：上之心。六日不已，死，冬夜半后，夏日昳。六日一作三日。脉浮而芤，浮则为阳，芤则为阴，浮芤相搏，胃气生热，其阳则绝。

趺阳脉浮者，胃气虚也。趺阳脉浮大者，此胃家微，虚烦，圊[3]必日再行。芤而有胃气者，脉浮之大而软，微按之芤，故知芤而有胃气也。

趺阳脉数者，胃中有热，即消谷引食。趺阳脉涩者，胃中有寒，水谷不化。趺阳脉粗粗而浮者，其病难治。趺阳脉浮迟者，故久病。趺阳脉虚则遗溺，实则失气。

动作头痛重，热气朝[4]者，属胃。

厥气客于胃，则梦饮食。

足阳明之脉，起于鼻交頞中[5]，傍约太阳之脉，下循鼻外，入上齿中，还出侠口，环唇，下交承浆。却循颐[6]后下廉出大迎，循颊车，上耳前，过客主人，循发际，至额颅。其支者，从大迎前下人迎，循喉咙，入缺盆，下膈，属胃，络脾。其直者，从缺盆下乳内廉，下侠脐，入气街中。其支者，起胃下口，循腹里，下至气街中而合，以下髀关，抵伏菟，下入膝膑中，下循胻外廉，下足跗，入中指内间。其支者，下膝三寸而别，以下入中指外间。其支者，别跗上，入大指间，出其端。是动则病凄凄然振寒[7]，善伸，数欠，颜黑。病至则谓[8]人与火，闻木音则惕然而惊，心动，欲独闭户牖而处，甚则欲上高而歌，弃衣而走，贲响[9]腹胀，是为骭—作骬厥[10]。是主血血—作胃所生病者，狂，疟—作瘨，温，淫汗出，鼽衄，口喎，唇紧，颈肿，喉痹，大腹水肿，膝膑痛，循膺、乳、街、股、伏菟、骭外廉、足跗上皆痛，中指不用。气盛，则身以前皆热，其有余于胃，则消谷善饥，溺色黄；气不足，则身以前皆寒栗，胃中寒则胀满。盛者，则人迎大三倍于寸口；虚者，则人迎反小于寸口也。

【注释】

[1] 食痹：因痰饮瘀血留滞胃脘，所致食已即心下痛，吐出乃止之证。

[2] 癖：痞积。

[3] 圊：厕所，引申为大便。

[4] 热气朝：发热有一定时间规律。

[5] 頞中：山根。

［6］颐：颊，腮。

［7］凄凄然振寒：羸弱而阵阵寒栗的样子。

［8］诬:《周氏医学丛书》本作"恶"。

［9］贲响：肠中有气，胀满而鸣响。

［10］骭厥：病证名。为足阳明经经气逆乱所致的病证。

肺手太阴经病证第七

论述肺及手太阴肺经病证及治法。

【原文】

肺气虚，则鼻息利，少气；实，则喘喝，胸凭仰息[1]。肺气虚，则梦见白物，见人斩血藉藉[2]，得其时，则梦见兵战；肺气盛，则梦恐惧，哭泣。厥气客于肺，则梦飞扬，见金铁之器奇物。

病在肺，下晡慧，日中甚，夜半静。

病先发于肺，喘咳；三日之肝，胁痛支满；一日之脾，闭塞不通，身痛体重；五日之胃，腹胀；十日不已，死。冬日入，夏日出。

肺脉搏坚而长，当病唾血，其濡而散者，当病漏汗。漏，一作灌。至今不复散发。

肺脉沉之而数，浮之而喘，苦洗洗寒热，腹满，肠中热，小便赤，肩背痛，从腰以上汗出。得之房内，汗出当风。白脉之至也，喘而浮大，上虚下实，惊，有积气在胸中，喘而虚，名曰肺痹。寒热，得之因醉而使内也。

肺中风者，口燥而喘，身运[3]而重，冒而肿胀。

肺中寒者，其人吐浊涕。

形寒寒饮则伤肺，以其两寒相感，中外皆伤，故气逆而上行。肺伤者，其人劳倦则咳唾血。其脉细紧浮数，皆吐血，此为躁扰嗔怒得之，肺伤气拥所致。

肺胀者，虚而满喘，咳逆倚息，目如脱状，其脉浮。

肺水者，其人身体重，而小便难，时时大便鸭溏。肝乘肺，必作虚。

脉软而弱，弱反在关，软反在颠[4]。浮反在上，弱反在下。浮则为阳，弱则血不足，必弱为虚。浮弱自别，浮则自出，弱则为入。浮则为出不入，此为有表无里；弱则为入不出，此为无表有里。阳出极汗，齐腰而还，此为无表有里，故名曰厥阳[5]。在当汗出不汗出。

趺阳脉浮缓，少阳微紧，微为血虚，紧为微寒，此为鼠乳[6]。其病属肺。

肺之积，名曰息贲，在右胁下，覆大如杯。久久不愈，病洒洒寒热，气逆喘咳，发肺痈。以春甲乙日得之，何也？心病传肺，肺当传肝，肝适以春王，王者不受邪，肺复欲还心，心不肯受，因留结为积，故知息贲以春得之。

肺病，其色白，身体但寒无热，时时咳，其脉微迟，为可治。宜服五味子大补肺汤、泻肺散。春当刺少商，夏刺鱼际，皆泻之；季夏刺太渊，秋刺经渠，冬刺尺泽，皆补之。又当灸膻中百壮，背第三椎二十五壮。

肺病者，必喘咳，逆气，肩息，背痛，汗出，尻、阴、股、膝挛，髀、腨、胻、足皆痛。虚则少气，不能报息[7]，耳聋，嗌干。取其经手太阴，足太阳之外、厥阴内少阴血者。

邪在肺，则皮肤痛，发寒热，上气，气喘，汗出，咳动肩背。取之膺中、外输[8]、背第三椎之傍，以手痛按之快然，乃刺之。取之缺盆中以越之。

手太阴之脉，起于中焦，下络大肠，还循胃口，上膈，属肺，从肺系横出腋下，下循臑内，行少阴心主之前，下肘中，后循臂内上骨下廉，入寸口，上鱼，循鱼际，出大指之端。其支者，从腕后直次指内廉出其端。是动则病肺胀满，膨膨而喘咳，缺盆中痛，甚则交两手而瞀[9]，是为臂厥。是主肺所生病者，咳，上气，喘喝，烦心，胸满，臑臂内前廉痛，掌中热。气盛有余，则肩背痛，风汗出，小便数而欠[10]；气虚，则肩背痛，寒，少气不足以息，溺色变，卒遗失无度。盛者，则寸口大三倍于人迎；虚者，则寸口反小于人迎也。

手太阴之别，名曰列缺。起于腋下一云腕上分间[11]，别走阳明。其别者，并太阴之经，直入掌中，散入于鱼际。其实则手兑掌起，虚则欠咳，小便遗数。取之去腕一寸半。肺病，身当有热，咳嗽，短气，唾出脓血。其脉当短涩，今反浮大，其色当白，而反赤者，此是火之刻金，为大逆，十死不治。

【注释】

[1] 胸凭仰息：胸膈满闷，仰面呼吸。

[2] 藉藉：杂乱狼藉的样子。

[3] 运：通"晕"，昏晕。

[4] 颠：此处指关部脉的浮取部分。

[5] 厥阳：孤阳之气。

[6] 鼠乳：病名。指生于皮肤之小疣赘。因其状如鼠乳，故而得名。

[7] 不能报息：气短而不能接续。

[8] 膺中、外输：膺中即中府穴、外输即云门穴。

[9] 瞀：目眩，眼花。

[10] 欠：量少。

[11] 分间：分肉之间。

大肠手阳明经病证第八

论述大肠及手阳明大肠经病证及治法。

【原文】

大肠病者，肠中切痛而鸣濯濯，冬日重感于寒则泄，当脐而痛，不能久立。与胃同候。取巨虚上廉。肠中雷鸣，气上冲胸，喘，不能久立，邪在大肠。刺肓之原、巨虚上廉、三里。

大肠有寒，溏；有热，便肠垢。大肠有宿食，寒栗发热，有时如疟状。

大肠胀者，肠鸣而痛，寒则泄，食不化。

厥气客于大肠，则梦田野。

手阳明之脉，起于大指次指之端外侧，循指上廉，出合谷两骨之间，上入两筋之中，循臂上廉，上入肘外廉，循臑外前廉，上肩，出髃骨[1]之前廉，上出柱骨之会上[2]，下入缺盆，络肺，下膈，属大肠。其支者，从缺盆直入，上颈，贯颊，入下齿缝中，还出侠口，交人中，左之右，右之左，上侠鼻孔。是动则病齿痛，颐肿。是主津所生病者，目黄，口干，鼽衄，喉痹，肩前臑痛，大指次指痛不用。气盛有余，则当脉所过者热肿；虚，则寒栗不复。盛者，则人迎大三倍于寸口；虚者，则人迎反小于寸口也。

【注释】

[1] 髃骨：肱骨头。

[2] 柱骨之会上：指大椎穴。

肾足少阴经病证第九

论述肾及足少阴肾经病证及治法。

【原文】

肾气虚，则厥逆；实，则胀满，四肢正黑。肾气虚，则梦见舟船溺人，得其梦伏水中，若有畏怖；肾气盛，则梦腰脊两解不相属。厥气客于肾，则梦临渊，没居水中。

病在肾，夜半慧，日乘四季[1]其，下晡静。

病先发于肾，少腹腰脊痛，胫酸。三日之膀胱，背膂筋痛，小便闭。二日上之心，心痛。三日之小肠，胀；四日不已，死。冬大食[2]，夏晏晡[3]。

肾脉搏坚而长，其色黄而赤，当病折腰。其软而散者，当病少血。

肾脉沉之大而坚，浮之大而紧，若手足骨肿，厥而阴不兴，腰脊痛，少腹肿，心下有水气，时胀闭，时泄。得之浴水中，身未干而合房内，及劳倦发之。

黑脉之至也，上坚而大，有积气在少腹与阴，名曰肾痹。得之沐浴清水而卧。

凡有所用力举重，若入房过度，汗出如浴水，则伤肾。肾胀者，腹满引背央央然[4]，腰髀痛。

肾水者，其人腹大脐肿，腰重痛，不得溺，阴下湿如牛鼻头汗，其足逆寒，大便反坚。

肾着之为病，从腰以下冷，腰重如带五千钱。

肾着之病，其人身体重，腰中冷如冰状。一作如水洗状。一作如坐水中，形如水状。反不渴，小便自利，食饮如故，是其证也。病属下焦。从身劳汗出，衣里冷湿故，久久得之。

肾之积，名曰奔豚，发于少腹，上至心下，如豚奔走之状，上下无时。久久不愈，病喘逆，骨痿，少气。以夏丙丁日得之，何也？脾病传肾，肾当传心，心适以夏王，王者不受邪，肾复欲还脾，脾不肯受，因留结为积。故知奔豚，以夏得之。水流夜疾，何以故？师曰：土休，故流疾而有声，人亦应之，人夜卧则脾不动摇，脉为之数疾也。

肾病，其色黑，其气虚弱，吸吸[5]少气，两耳苦聋，腰痛，时时失精，饮食减少，膝以下清。其脉沉滑而迟，此为可治。宜服内补散、建中汤、肾气圆、地黄煎。春当刺涌泉，秋刺伏留，冬刺阴谷，皆补之；夏刺然谷，季夏刺太溪，皆泻之。又当灸京门五十壮，背第十四椎百壮。

肾病者，必腹大，胫肿痛，喘咳，身重，寝汗出，憎风。虚即胸中痛，大腹、小腹痛，清厥，意不乐。取其经，足少阴、太阳血者。

邪在肾，则骨痛，阴痹。阴痹者，按之而不得，腹胀，腰痛，大便难，肩背、颈项强痛，时眩。取之涌泉、昆仑，视有血者，尽取之。

足少阴之脉，起于小指之下，斜趣足心，出然骨之下，循内踝之后，别入跟中，以上腨内，出腘中内廉，上股内后廉，贯脊，属肾，络膀胱。其直者，从肾上贯肝膈，入肺中，循喉咙，侠舌本。其支者，从肺出络心，注胸中。是动则病饥而不欲食，面黑如炭色一作地色，咳唾则有血，喉鸣而喘，坐而欲起，目䀮䀮无所见，心悬若饥状，气不足则善恐，心惕惕若人将捕之，是为骨厥—作痿。是主肾所生病者，口热，舌干，咽肿，上气，嗌干及痛，烦心，心痛，黄疸，肠澼，脊、股内后廉痛，痿厥，嗜卧，足下热而痛。灸则强食而生害—作肉，缓带被发，大杖重履而步。盛者，则寸口大再倍于人迎；虚者，则寸口反小于人迎也。

足少阴之别，名曰大钟。当踝后绕跟，别走太阳。其别者，并经上走于心包，下贯腰脊。其病，气逆则烦闷，实则闭癃，虚则腰痛。取之所别。肾病，手足逆冷，面赤目黄，小便不禁，骨节烦疼，少腹结痛，气冲于心，其脉当沉细而滑，今反浮大，其色当黑而反黄，此是土之刻水，为大逆，十死不治。

【注释】

[1] 日乘四季：每日辰、戌、丑、未四个时辰。

[2] 大食：未时。

[3] 晏晡：戌时。

[4] 央央然：广阔的样子。

[5] 吸吸：少气而言语、气息不能接续。

膀胱足太阳经病证第十

论述膀胱及足太阳膀胱经病证及治法。

【原文】

膀胱病者，少腹偏肿而痛，以手按之，则欲小便而不得，肩上热。若脉陷，足小指外侧反胫踝后皆热。若脉陷者，取委中。

膀胱胀者，少腹满而气癃。

病先发于膀胱者，背膂筋痛，小便闭。五日之肾，少腹、腰脊痛，胫酸。一日之小肠，胀。一日之脾，闭塞不通，身痛体重。二日不已，死。冬鸡鸣，夏下晡一云日夕。厥气客于膀胱，则梦游行。

足太阳之脉，起于目内眦，上额，交颠上。其支者，从颠至耳上角。其直者，从颠入络脑，还出别下项，循肩膊内，侠脊，抵腰中，入循膂，络肾，属膀胱。其支者，从腰中下会于后阴，下贯臀，入腘中。其支者，从膊内左右，别下贯胛一作肺，过髀枢，循髀外后廉，过一本下合腘中，以下贯腨内，出外踝之后，循京骨，至小指外侧。是动则病冲头痛，目似脱，项似拔，脊痛，腰似折，髀不可以曲，腘如结，腨如列，是为踝厥[1]。是主筋所生病者，痔，疟，狂，颠疾，头脑顶痛，目黄，泪出，鼽衄，项、背、腰、尻、腘、腨、脚皆痛，小指不用。盛者，则人迎大再倍于寸口；虚者，则人迎反小于寸口也。

【注释】

[1]踝厥：外邪侵犯足太阳膀胱经而致经气自踝部上逆。

三焦手少阳经病证第十一

论述三焦及手少阳三焦经病证及治法。

【原文】

三焦病者，腹胀气满，小腹尤坚，不得小便，窘急，溢则为水，留则为胀。候在足太阳之外大络，在太阳、少阳之间，赤见于脉。取委阳。

少腹病肿，不得小便，邪在三焦，约取太阳大络，视其结脉[1]与厥阴小络，结而血者肿，上及胃管，取三里。

三焦胀者，气满于皮肤，壳壳然[2]而坚，不疼。

热在上焦，因咳为肺痿。热在中焦，因坚。热在下焦，因溺血。

手少阳之脉，起于小指次指之端，上出两指之间，循手表腕，出臂外两骨之间，上贯肘，循臑外，上肩，而交出足少阳之后，入缺盆，交膻中，散络心包，下膈，遍属三焦。其支者，从膻中上出缺盆，上项，侠耳后，直上出耳上角，以屈下额，至。其支者，从耳后，入耳中，出走耳前，过客主人前，交颊。至目兑眦。是动则病耳聋，辉辉焞焞[3]，嗌肿，喉痹。是主气所生病者，汗出，目兑眦痛，颊肿，耳后、肩、臑、肘、臂外皆痛，小指次指不用。盛者，则人迎大一倍于寸口；虚者，则人迎反小于寸口也。

【注释】

［1］结脉：郁结的经脉。

［2］壳壳然：如空壳般外部坚硬而中心空的样子。

［3］辉辉焞焞：听觉不利。

新刊王氏脉经卷第七

病不可发汗证第一

论述不可发汗的病证及脉象。

【原文】

少阴病，脉细沉数，病为在里，不可发其汗。

脉浮而紧，法当身体疼痛，当以汗解。假令尺中脉迟者，不可发其汗。何以知然？此为荣气不足，血微少故也。

少阴病，脉微—作濡而微弱。不可发其汗，无阳故也。

脉濡而弱，弱反在关，濡反在颠。微反在上，涩反在下。微则阳气不足，涩则无血。阳气反微，中风汗出而反躁烦，涩则无血，厥而且寒，阳微发汗，躁不得眠。

动气[1]在右，不可发汗。发汗则衄而渴，心苦烦，饮即吐水。

动气在左，不可发汗。发汗则头眩，汗不止，筋惕肉𥆧。

动气在上，不可发汗。发汗则气上冲，正在心端。

动气在下，不可发汗。发汗则无汗，心中大烦，骨节苦疼，目运[2]恶寒，食即反吐，谷不得前—云谷不消化。

咽中闭塞，不可发汗。发汗则吐血，气微绝，手足逆冷，欲得蜷卧，不能自温。

诸脉数动微弱，并不可发汗。发汗则大便难，腹中干，一云：

小便难，胞中干。胃燥而烦。其形相象，根本异源。

脉濡而弱，弱反在关，濡反在颠，弦反在上，微反在下。弦为阳运，微为阴寒，上实下虚，意欲得温。

微弦为虚，不可发汗，发汗则寒栗，不能自还。

咳者则剧，数吐涎沫，咽中必干，小便不利，心中饥烦，晬时[3]而发，其形似疟，有寒无热，虚而寒栗。咳而发汗，蜷而苦满满，一作心痛，腹中复坚。

厥，不可发汗，发汗则声乱，咽嘶，舌萎，谷不得前。

诸逆发汗，微者难愈，剧者言乱，睛眩者死，命将难全。

太阳病，得之八九日，如疟状，发热而恶寒，热多寒少，其人不呕，清便续自可，一日再三发，其脉微而恶寒，此为阴阳俱虚，不可复发汗也。

太阳病，发热恶寒，热多寒少，脉微弱，则无阳也，不可复发其汗。

咽干燥者，不可发汗。

亡血家，不可攻其表，汗出则寒栗而振。

衄家，不可攻其表，汗出必额陷，脉上促急而紧，直视而不能眴[4]，不得眠。

汗家，重发其汗，必恍惚心乱，小便已阴疼，可与禹余粮圆。

淋家，不可发汗，发其汗，必便血。

疮家，虽身疼痛，不可攻其表，汗出则痓[5]一作痉，下同。

冬时发其汗，必吐利，口中烂，生疮。

下利清谷，不可攻其表，汗出必胀满。

咳而小便利，若失小便，不可攻其表，汗出则厥逆冷。汗出多极，发其汗，亦坚。

伤寒一二日至四五日，厥者必发热，前厥者后必热，厥深者热亦深，厥微者热亦微。厥应下之，而反发其汗，必口伤烂赤。

病人脉数，数为有热，当消谷引食，反吐者，医发其汗，阳微，膈气虚，脉则为数，数为客阳，不能消谷，胃中虚冷，故令吐也。

伤寒四五日，其脉沉，烦而喘满，脉沉者，病为在里，反发其汗，津液越出，大便为难，表虚里实，久则谵语。

伤寒头痛，翕翕发热，形象中风，常微汗出。又自呕者，下之益烦心，懊侬如饥，发汗则致痓，身强难以屈伸，熏之则发黄，不得小便，久则发咳唾。

太阳病，发其汗，因致痓。

伤寒，脉弦细，头痛而反发热，此属少阳，少阳不可发其汗。

太阳与少阳并病，头项强痛，或眩冒，时如结胸，心下痞坚者，不可发其汗。

少阴病，咳而下利，谵语者，此被火气劫故也。小便必难，以强责少阴汗也。

少阴病，但厥无汗，而强发之，必动其血，未知从何道出，或从口鼻，或从目出—本作耳目者，是为下厥上竭[6]，为难治。

伤寒有五，皆热病之类也。同病异名，同脉异经。病虽俱伤于风，其人自有痼疾，则不得同法，其人素伤于风，因复伤于热，风热相薄，则发风温，四肢不收，头痛身热，常汗出不解，治在少阴、厥阴，不可发汗。汗出谵言独语，内烦，躁扰不得卧，善惊，目乱无精，治之复发其汗，如此者医杀之也。伤寒湿温，其人常伤于湿，因而中暍，湿热相薄，则发湿温。病苦两胫逆冷，腹满叉胸，头目痛苦，妄言，治在足太阴，不可发汗，汗出必不能言，耳聋，不知痛所在，身青，面色变，名曰重喝，如此者死，医杀之也。上二首出《医律》。

【注释】

[1] 动气：指脐周围有气跳动之证候。

[2] 目运：目系转动，指眩晕。

[3] 晬时：周时。

[4] 眴：转动眼睛。

[5] 痓：痉挛。

[6] 下厥上竭：下焦阳虚而厥逆，阴血自上出而耗竭。

病可发汗证第二

论述可发汗的病证、脉象及处方。

【原文】

大法，春夏宜发汗。

凡发汗，欲令手足皆周至，漐漐一时间益佳，但不欲如水流离。若病不解，当重发汗。汗多则亡阳，阳虚不得重发汗也。

凡服汤药发汗，中病便止，不必尽剂也。

凡云可发汗而无汤者，圆散亦可用，要以汗出为解，然不如汤随证良。

太阳病，外证未解，其脉浮弱，当以汗解，宜桂枝汤。

太阳病，脉浮而数者，可发其汗，属桂枝汤证。

阳明病，脉迟，汗出多，微恶寒，表为未解，可发其汗，属桂枝汤证。

夫病脉浮大，问病者，言但坚耳。设利者为虚，大逆。坚为实，汗出而解，何以故？脉浮，当以汗解。

伤寒，其脉不弦紧而弱，弱者必渴，被火必谵语。弱者发热脉浮，解之，当汗出愈。

病者烦热，汗出即解。复如疟状，日晡所发热，此属阳明。

脉浮虚者，当发其汗，属桂枝汤证。

病常自汗出，此为荣气和，荣气和而外不解，此卫不和也。荣行脉中，为阴，主内；卫行脉外，为阳，主外。复发其汗，卫和则愈，属桂枝汤证。

病人脏无他病，时发热，自汗出，而不愈，此卫气不和也。先其时发汗即愈，属桂枝汤证。

脉浮而紧，浮则为风，紧则为寒，风则伤卫，寒则伤荣，荣卫俱病，骨节烦疼，可发其汗，宜麻黄汤。

太阳病不解，热结膀胱，其人如强[1]，血必自下，下者即愈。其外未解者，尚未可攻，当先解其外，属桂枝汤证。

太阳病，下之，微喘者，表未解故也，属桂枝加厚朴杏子汤证。

伤寒，脉浮紧，不发其汗，因衄，属麻黄汤证。

阳明病，脉浮，无汗，其人必喘，发其汗则愈，属麻黄汤证。

太阴病，脉浮者，可发其汗，属桂枝汤证。

太阳病，脉浮紧，无汗而发热，其身疼痛，八九日不解，表候续在，此当发其汗，服汤微除。发烦目瞑，剧者必衄，衄乃解。所以然者，阳气重故也。属麻黄汤证。

脉浮者，病在表，可发其汗，属桂枝汤证。

伤寒不大便六七日，头痛有热，与承气汤，其大便反青一作小便清者。此为不在里故在表也，当发其汗。头痛者，必衄，属桂枝汤证。

下利后，身体疼痛，清便自调，急当救表，宜桂枝汤。

太阳病，头痛发热，汗出恶风，若恶寒，属桂枝汤证。

太阳中风，阳浮而阴濡弱。浮者热自发，濡弱者汗自出，啬啬恶寒，淅淅恶风，翕翕发热，鼻鸣干呕，属桂枝汤证。

太阳病，发热汗出，此为荣弱卫强，故使汗出，欲救邪风，属桂枝汤证。

太阳病，下之，气上撞，可与桂枝汤；不撞，不可与之。

太阳病，初服桂枝汤，而反烦不解者，法当先刺风池、风府，却与桂枝汤则愈。

烧针令其汗，针处被寒，核起而赤者，必发贲豚。气从少腹上撞心者，灸其核上一壮，与桂枝加桂汤。

太阳病，项背强几几，反汗出恶风，属桂枝加葛根汤。

太阳病，项背强几几，无汗恶风，属葛根汤。

太阳与阳明合病，而自利不呕者，属葛根汤证。

太阳与阳明合病，不下利，但呕，属葛根加半夏汤。

太阳病，桂枝证，医反下之，遂利不止，其脉促者，表未解，喘而汗出，属葛根黄芩黄连汤。

太阳病，头痛发热，身体疼，腰痛，骨节疼痛，恶风，无汗而喘，属麻黄汤证。

太阳与阳明合病，喘而胸满，不可下也，属麻黄汤证。

太阳中风，脉浮紧，发热恶寒，身体疼痛，不汗出而烦躁，头痛，属大青龙汤。脉微弱，汗出恶风，不可服之。服之则厥，筋惕肉𥆧，此为逆也。

伤寒，脉浮缓，其身不疼但重，乍有轻时，无少阴证者，大青龙汤发之。

伤寒，表不解，心下有水气，干呕，发热而咳，或渴，或利，或噎，或小便不利，小腹满，或微喘，属小青龙汤。

伤寒，心下有水气，咳而微喘，发热不渴，服汤已而渴者，此寒去，为欲解，属小青龙汤证。

阳明中风，脉弦浮大而短气，腹都满，胁下及心痛，久按之气不通—作按之不痛，鼻干，不得汗，嗜卧，一身及目悉黄，小便难，有潮热，时时哕，耳前后肿，刺之小差，外不解，病过十日，脉续浮，与小柴胡汤。但浮，无余证，与麻黄汤。不溺，腹满加哕，不治。

太阳病，十日以去，脉浮细，嗜卧，此为外解。设胸满胁痛，与小柴胡汤。脉浮者，属麻黄汤证。

中风，往来寒热，伤寒五六日以后，胸胁苦满，嘿嘿不欲饮食，烦心喜呕，或胸中烦而不呕，或渴，或腹中痛，或胁下痞坚，或心中悸，小便不利，或不渴，外有微热，或咳者，属小柴胡汤。

伤寒四五日，身体热，恶风，颈项强，胁下满，手足温而渴，属小柴胡汤证。

伤寒六七日，发热，微恶寒，支节烦疼，微呕，心下支结[2]，外证未去者，属柴胡桂枝汤。

少阴病，得之二三日，麻黄附子甘草汤微发汗。以二三日无证，故微发汗也。

脉浮，小便不利，微热，消渴[3]，与五苓散，利小便，发汗。

【注释】

［1］其人如强：其人如狂。

［2］心下支结：胃脘部似有物支撑。

［3］消渴：形容口渴甚，饮水渴不止。

病发汗以后证第三

论述汗后的病证、脉象及处方。

【原文】

二阳并病，太阳初得病时，发其汗，汗先出，复不彻，因转属阳明，续自微汗出，不恶寒。若太阳证不罢，不可下，下之为逆，如此者，可小发其汗。设面色缘缘正赤[1]者，阳气怫郁在表，当解之、熏之。若发汗不大彻，不足言，阳气怫郁不得越，当汗而不汗，其人躁烦，不知痛处，乍在腹中，乍在四肢，按之不可得，其人短气但坐，汗出而不彻故也。更发其汗即愈。何以知其汗不彻？脉涩故以知之。

未持脉时，病人叉手自冒心。师因教试令咳而不即咳者，此必两耳无所闻也。所以然者，重发其汗，虚故也。

发汗后，饮水多者必喘。以水灌[2]之亦喘。

发汗后，水药不得入口为逆。若更发其汗，必吐下不止。

阳明病，本自汗出，医复重发其汗，病已差，其人微烦，不了了，此大便坚也，以亡津液，胃中干燥，故令其坚。当问小便日几行，若本日三四行，今日再行者，必知大便不久出，今为小便数少，津液当还入胃中，故知必当大便也。

发汗多，又复发其汗，此为亡阳。皆谵语，脉短者，死；脉自和者，不死。

伤寒发其汗，身目为黄，所以然者，寒湿相抟在里不解故也。

病人有寒，复发其汗，胃中冷，必吐蛔。

太阳病，发其汗，遂漏而不止，其人恶风，小便难，四肢微急，难以屈伸，属桂枝加附子汤。

服桂枝汤，大汗出，若脉但洪大，与桂枝汤。若其形如疟，一日再三发，汗出便解，属桂枝二麻黄一汤。

服桂枝汤，大汗出，大烦渴不解，若脉洪大，属白虎汤。

伤寒，脉浮，自汗出，小便数，颇复_{仲景颇复字作心烦}，微恶寒，而脚挛急，反与桂枝欲攻其表，得之便厥，咽干，烦躁，吐逆，当作甘草干姜汤，以复其阳。厥愈足温，更作芍药甘草汤与之，其脚即伸。而胃气不和，谵语，可与承气汤。重发其汗，复加烧针者，属四逆汤。

伤寒，发汗已解，半日许复烦，其脉浮数，可复发其汗，属桂枝汤。

发汗后，身体疼痛，其脉沉迟，属桂枝加芍药生姜人参汤。

发汗后，不可更行桂枝汤，汗出而喘，无大热，可以麻黄杏子甘草石膏汤。

发汗过多以后，其人叉手自冒心，心下悸，而欲得按之，属桂枝甘草汤。

发汗后，其人脐下悸，欲作贲豚，属茯苓桂枝甘草大枣汤。

发汗后，腹胀满，属厚朴生姜半夏甘草人参汤。

发其汗不解，而反恶寒者，虚故也，属芍药甘草附子汤。不恶寒，但热者，实也，当和其胃气，宜小承气汤。

太阳病，发汗，若大汗出，胃中燥，烦不得眠，其人欲饮水，当稍饮之，令胃中和则愈。

发汗已，脉浮而数，复烦渴者，属五苓散。

伤寒，汗出而渴，属五苓散证；不渴，属茯苓甘草汤。

太阳病，发其汗，汗出不解，其人发热，心下悸，头眩，身瞤而动，振振欲擗地，属真武汤。

伤寒，汗出，解之后，胃中不和，心下痞坚，干噫食臭，胁下有水气，腹中雷鸣而利，属生姜泻心汤。

伤寒，发热，汗出不解后，心中痞坚，呕而下利，属大柴胡汤。

太阳病三日，发其汗不解，蒸蒸发热者，属于胃也，属承气汤。

大汗出，热不去，内拘急[3]，四肢疼，下利，厥逆而恶寒，属四逆汤。

发汗多，亡阳，谵语者，不可下，与柴胡桂枝汤，和其荣卫，以通津液，后自愈。

【注释】

[1] 缘缘正赤：满面红赤。

[2] 灌：谓洗浴。

[3] 内拘急：指腹内拘急。

病不可吐证第四

论述不可使用吐法之病证。

【原文】

太阳病，当恶寒而发热，今自汗出，反不恶寒发热，关上脉细而数，此医吐之过也。若得病一日二日吐之，腹中饥，口不能食。三日四日吐之，不喜糜粥，欲食冷食，朝食暮吐。此医吐之所致也，此为小逆。

太阳病，吐之者，但太阳病当恶寒，今反不恶寒，不欲近衣，此为吐之内烦也。

少阴病，饮食入则吐，心中温温[1]欲吐，复不能吐，始得之，手足寒，脉弦迟，此胸中实，不可下。若膈上有寒饮，干呕者，不可吐，当温之。

诸四逆厥者，不可吐之，虚家亦然。

【注释】

[1]温温：有热气出的样子，此处形容欲吐之状。

病可吐证第五

论述可使用吐法的病证及脉象。

【原文】

大法，春宜吐。

凡服汤吐，中病便止，不必尽剂也。

病如桂枝证，其头不痛，项不强，寸口脉微浮，胸中痞坚，气上撞咽喉，不得息，此为胸有寒，当吐之。

病胸上诸实，胸中郁郁而痛，不能食，欲使人按之，而反有浊唾，下利日十余行，其脉反迟，寸口微滑，此可吐之，吐之利即止。

少阴病，饮食入则吐，心中温温欲吐复不能吐，当遂吐之。

宿食在上管[1]，当吐之。

病者手足厥冷，脉乍紧，邪结在胸中，心下满而烦，饥不能食，病在胸中，当吐之。

【注释】

[1] 上管：上脘。

病不可下证第六

论述不可攻下的病证、脉象及处方。

【原文】

脉濡而弱，弱反在关，濡反在颠，微反在上，涩反在下，微则阳气不足，涩则无血。阳气反微，中风汗出，而反躁烦，涩则无血，厥而且寒，阳微不可下，下之则心下痞坚。

动气在右，不可下。下之则津液内竭，咽燥鼻干，头眩心悸。

动气在左，不可下。下之则腹里拘急，食不下，动气反剧，身虽有热，卧反欲蜷。

动气在上，不可下。下之则掌握[1]热烦，身浮冷，热汗自泄，欲水自灌。

动气在下，不可下。下之则腹满，卒起头眩，食则下清谷，心下痞坚。

咽中闭塞，不可下。下之则上轻下重，水浆不下，卧则欲蜷，身体急痛，复下利日十数行。

诸外实，不可下。下之则发微热，亡脉则厥，当脐握热。

诸虚，不可下。下之则渴，引水者易愈，恶水者剧。

脉濡而弱，弱反在关，濡反在颠，弦反在上，微反在下。弦为阳运，微为阴寒，上实下虚，意欲得温。微弦为虚，虚者不可下。微则为咳，咳则吐涎沫。下之咳则止，而利不休，胸中如虫啮，粥入则出，小便不利，两胁拘急，喘息为难，颈背相牵，臂则不仁，极寒反汗出，躯冷若冰，眼睛不慧，语言不休，谷气多入，则为除中[2]，口虽欲言，舌不得前。

脉濡而弱，弱反在关，濡反在颠，浮反在上，数反在下。浮则为阳虚，数则为无血，浮则为虚，数则生热。浮则为虚，自汗而恶寒。数则为痛，振而寒栗。微弱在关，胸下为急，喘汗，不得呼吸。呼吸之中，痛在于胁，振寒相搏，其形如疟。医反下之，令脉急数，发热，狂走见鬼，心下为痞。小便淋沥，少腹甚坚，小便血也。

脉濡而紧，濡则阳气微，紧则荣中寒。阳微卫中风，发热而恶寒。荣紧胃气冷，微呕心内烦。医以为大热，解肌而发汗，亡阳虚烦躁，心下苦痞坚，表里俱虚竭，卒起而头眩，客热在皮肤，怅怏[3]不得眠，不知胃气冷，紧寒在关元，技巧无所施，汲水灌其身，客热应时罢，栗栗而振寒，重被而覆之，汗出而冒颠，体惕而又振，小便为微难，寒气因水发，清谷不容间，呕变反肠出，颠倒不得安，手足为微逆，身冷而内烦，迟欲从后救，安可复追还。

脉浮而大，浮为气实，大为血虚，血虚为无阴，孤阳独下阴部，小便难，胞中虚。今反小便利而大汗出，法卫家当微，今反更实，津液四射，荣竭血尽，干烦不眠，血薄肉消，而成暴液[4]。医复以毒药攻其胃，此为重虚。客阳去有期，必下如污泥而死。

跌阳脉迟而缓，胃气如经。

跌阳脉浮而数，浮则伤胃，数则动脾，此非本病，医特下之所为也。

荣卫内陷，其数先微，脉反但浮，其人必坚，气噫而除。何以言之？脾脉本缓，今数脉动脾，其数先微，故知脾气不治。大便坚，气噫而除，今脉反浮，其数改微，邪气独留，心中则饥，邪热不杀谷，潮热发渴，数脉当迟缓，脉因前后，度数如前^{仲景前}字作法，病者则饥。数脉不时，则生恶疮。脉数者，久数不止，止则邪结，正气不能复，正气却结于脏，故邪气浮之，与皮毛相得。脉数者，不可下，下之必烦，利不止。

少阴病，脉微，不可发其汗，无阳故也。阳已虚，尺中弱涩者，复不可下之。

脉浮大，应发其汗，医反下之，此为大逆。

脉浮而大，心下反坚，有热。属脏，攻之，不全微汗。属腑，溲数则坚，汗多即愈，汗少便难。脉迟，尚未可攻。

二阳并病，太阳初得病时，发其汗，汗先出，复不彻，因转属阳明，欲自汗出，不恶寒，若太阳证不罢，不可下，下之为逆。

结胸证，其脉浮大，不可下，下之即死。

太阳与阳明合病，喘而胸满，不可下之。

太阳与少阳并病，心下痞坚，颈项强而眩，勿下之。

诸四逆厥者，不可下之，虚家亦然。病欲吐者，不可下之。

太阳病，有外证未解，不可下，下之为逆。

病发于阳，而反下之，热入，因作结胸。发于阴，而反下之，因作痞。痞脉浮坚而下之，紧反入里，因作痞。夫病阳多者热，下之则坚。本虚，攻其热必哕。无阳，阴强而坚，下之，必清谷而腹满。

太阴之为病，腹满而吐，食不下，下之益甚，腹时自痛，胸下结坚。

厥阴之为病，消渴，气上撞，心中疼热，饥而不欲食，甚者则欲吐，下之不肯止。

少阴病，其人饮食入则吐，心中温温欲吐，复不能吐。始得之，手足寒，脉弦迟，此胸中实，不可下也。

伤寒五六日，不结胸，腹濡，脉虚，复厥者，不可下，下之，亡血死。

伤寒，发热，但头痛，微汗出。发其汗则不识人。熏之则喘，不得小便，心腹满。下之则短气而腹满，小便难，头痛背强。加温针则必衄。

伤寒，其脉阴阳俱紧，恶寒发热，则脉欲厥。厥者，脉初来大，渐渐小，更来渐大，是其候也。恶寒甚者，翕翕汗出，喉中痛。热多者，目赤，睛不慧。医复发之，咽中则伤。若复下之，则两目闭，寒多清谷，热多便脓血。熏之则发黄。熨之则咽燥。小便利者可救，难者，必危殆。

伤寒，发热，口中勃勃气出，头痛目黄，鼻衄不可制。贪水者必呕，恶水者厥，下之咽中生疮。假令手足温者，下重，便脓血，头痛，目黄者，下之，目闭。贪水者，下之，其脉必厥，其声嘤[5]，咽喉塞，发其汗则战栗，阴阳俱虚。恶水者，下之，里冷，不嗜食，大便完谷出。发其汗，口中伤，舌上苔滑，烦躁。脉数实，不大便六七日，后必便血。复发其汗，小便即自利。

得病二三日，脉弱，无太阳柴胡证，而烦躁，心下坚。至四日，虽能食，以承气汤，少与微和之，令小安。至六日，与承气汤一升。不大便六七日，小便少者，虽不大便，但头坚后溏，未定成其坚，攻之必溏，当须小便利，定坚，乃可攻之。

脏结无阳证，寒而不热《伤寒论》云：不往来寒热，其人反静，舌上苔滑者，不可攻也。

伤寒呕多，虽有阳明证，不可攻之。

阳明病，潮热，微坚，可与承气汤；不坚，不可与。若不大便六七日，恐有燥屎，欲知之法，可少与小承气汤。腹中转失气者，此为有燥屎，乃可攻之。若不转失气者，此但头坚后溏，不可攻之，攻之必腹满，不能食。欲饮水者，即哕，其后发热者，必复坚，以小承气汤和之。若不转失气者，慎不可攻之。

阳明病，身合色赤者，不可攻也。必发热，色黄者，小便不利也。

阳明病，当心下坚满，不可攻之。攻之，遂利不止者，死；止者，愈。

阳明病，自汗出，若发其汗，小便自利，此为内竭，虽坚不可攻之。当须自欲大便，宜蜜煎导而通之。若土瓜根及猪胆汁，皆可以导。

下利，其脉浮大，此为虚，以强下之故也。设脉浮革，因尔肠鸣，属当归四逆汤。

【注释】

［1］掌握：掌心。

［2］除中：中气将绝而反能饮食的濒死危象。

［3］怅快：怅然失意而不快。

［4］暴液：暴通"曝"。曝液，指火蒸灼煎熬津液。

［5］嘤：鸟鸣声，形容声音轻细。

病可下证第七

论述可以攻下的病证、脉象及处方。

【原文】

大法,秋宜下。

凡可下者,以汤胜圆散,中病便止,不必尽三服。

阳明病,发热,汗多者,急下之,属大柴胡汤。

少阴病,得之二三日,口燥咽干者,急下之,属承气汤。

少阴病六七日,腹满,不大便者,急下之,属承气汤证。

少阴病,下利清水,色青者,心下必痛,口干燥者,可下之,属大柴胡汤、承气汤证。

下利,三部脉皆平,按其心下坚者,可下之,属承气汤证。

阳明与少阳合病而利,脉不负者为顺,负者失也,互相克贼为负。

滑而数者,有宿食,当下之,属大柴胡、承气汤证。

伤寒后脉沉,沉为内实,《玉函》云:脉沉实,沉实者,下之。下之解,属大柴胡汤证。

伤寒六七日,目中不了了,睛不和,无表里证,大便难,微热者,此为实,急下之,属大柴胡汤、承气汤证。

太阳病未解,其脉阴阳俱停[1],必先振,汗出解。但阳微者,先汗之而解;但阴微者,先下之而解。属大柴胡汤证。阴微一作尺实。

脉双弦迟,心下坚,脉大而紧者,阳中有阴,可下之,属承气汤证。

结胸者，项亦强，如柔痉状，下之即和。

病者无表里证，发热七八日，虽脉浮数，可下之，属大柴胡汤证。

太阳病六七日，表证续在，其脉微沉，反不结胸，其人发狂，此热在下焦，少腹当坚而满，小便自利者，下血乃愈。所以然者，以太阳随经，瘀热在里故也。属抵当汤。

太阳病，身黄，其脉沉结，少腹坚，小便不利，为无血；小便自利，其人如狂者，血证谛。属抵当汤证。

伤寒，有热而少腹满，应小便不利，今反利者，此为血，当下之，属抵当圆证。

阳明病，发热而汗出，此为热越[2]，不能发黄，但头汗出，其身无有，齐颈而还，小便不利，渴引水浆，此为瘀热在里，身必发黄，属茵陈蒿汤。

阳明证，其人喜忘，必有畜血。所以然者，本有久瘀血，故令喜忘。虽坚，大便必黑，属抵当汤证。

汗出而谵语者，有燥屎在胃中，此风也，过经乃可下之。下之若早，语言乱，以表虚里实故也。下之则愈，属大柴胡汤、承气汤证。

病者烦热，汗出即解，复如疟状，日晡所发者，属阳明。脉实者，当下之，属大柴胡汤、承气汤证。

阳明病，谵语，有潮热，而反不能食者，必有燥屎五六枚；若能食者，但坚耳，属承气汤证。

太阳中风，下利呕逆，表解，乃可攻之。其人漐漐汗出，发作有时，头痛，心下痞坚满，引胁下痛，呕则短气，汗出，不恶寒，此为表解里未和，属十枣汤。

太阳病不解，热结膀胱，其人如狂，血自下，下之即愈。其外未解，尚未可攻，当先解外。外解，小腹急结者，乃可攻之，属桃仁承气汤。

伤寒七八日，身黄如橘，小便不利，少腹微满，属茵陈蒿汤证。

伤寒十余日，热结在里，复往来寒热，属大柴胡汤证。

但结胸，无大热，此为水结在胸胁，头微汗出，与大陷胸汤。

伤寒六七日，结胸热实，其脉沉紧，心下痛，按之如石坚，与大陷胸汤。

阳明病，其人汗多，津液外出，胃中燥，大便必坚，坚者则谵语，属承气汤证。

阳明病，不吐下而心烦者，可与承气汤。

阳明病，其脉迟，虽汗出而不恶寒，其体—本作人必重，短气，腹满而喘，有潮热，如此者，其外为解，可攻其里。若手足濈然[3]汗出者，此大便已坚，属承气汤。其热不潮，未可与承气汤。若腹满大而不大便者，属小承气汤，微和胃气，勿令至大下。

阳明病，谵语，发潮热，其脉滑疾，如此者，属承气汤。因与承气汤一升，腹中转失气者，复与一升；如不转失气者，勿更与之。明日又不大便，脉反微涩者，此为里虚，为难治，不可更与承气汤。

二阳并病，太阳证罢，但发潮热，手足漐漐汗出，大便难而谵语者，下之愈，属承气汤证。

病人小便不利，大便乍难乍易，时有微热，喘冒不能卧者，有燥屎也，属承气汤证。

【注释】

［1］停：停匀，均匀。

［2］热越：里热发散而越于外。

［3］溅然：持续不断的样子。

病发汗吐下以后证第八

论述汗、吐、下后之病证、脉象、处方。

【原文】

师曰：病人脉微而涩者，此为医所病也，大发其汗，又数大下之，其人亡血，病当恶寒而发热，无休止时。夏月盛热而与^仲景作欲着复衣，冬月盛寒而与仲景作欲裸其体，所以然者，阳微即恶寒，阴弱即发热，故仲景作医发其汗，使阳气微，又大下之，令阴气弱。五月之时，阳气在表，胃中虚冷，以阳气内微，不能胜冷，故与仲景作欲着复衣。十一月之时，阳气在里，胃中烦热，以阴气内弱，不能胜热，故与仲景作欲裸其体。又阴脉迟涩，故知亡血。

太阳病三日，已发其汗，吐、下、温针而不解，此为坏病[1]，桂枝复不中与也。观其脉证，知犯何逆，随证而治之。

脉浮数，法当汗出而愈，而下之，则身体重，心悸，不可发其汗，当自汗出而解。所以然者，尺中脉微，此里虚，须表里实，津液和，即自汗出愈。

凡病若发汗，若吐，若下，若亡血，无津液而阴阳自和者，必自愈。

大下后，发汗，其人小便不利，此亡津液，勿治，其小便利，必自愈。下以后，复发其汗，必振寒，又其脉微细。所以然者，内外俱虚故也。

太阳病，先下而不愈，因复发其汗，表里俱虚，其人因冒[2]。

冒家当汗出自愈。所以然者，汗出表和故也。表和，然后下之。

得病六七日，脉迟浮弱，恶风寒，手足温，医再三下之，不能多_{多一作食}食，其人胁下满，面目及身黄，颈项强，小便难，与柴胡汤，后必下重。本渴，饮水而呕，柴胡汤复不中与也，食谷者哕。

太阳病二三日，终不能卧，但欲起者，心下必结，其脉微弱者，此本寒也。而反下之，利止者，必结胸；未止者，四五日复重下之，此挟热利[3]也。

太阳病，下之，其脉促，不结胸者，此为欲解。其脉浮者，必结胸。其脉紧者，必咽痛。其脉弦者，必两胁拘急。其脉细而数者，头痛未止。其脉沉而紧者，必欲呕。其脉沉而滑者，挟热利。其脉浮而滑者，必下血。

太阳少阳并病，而反下之，成结胸，心下坚，下利不复止，水浆不肯下，其人必心烦。

脉浮紧，而下之，紧反入里，则作痞，按之自濡，但气痞耳。

伤寒吐、下、发汗，虚烦，脉甚微，八九日心下痞坚，胁下痛，气上冲咽喉，眩冒，经脉动惕者，久而成痿。

阳明病，不能食，下之不解，其人不能食。攻其热必哕，所以然者，胃中虚冷故也。

阳明病，脉迟，食难用饱，饱即发烦、头眩者，必小便难，此欲作谷疸。虽下之，其腹满如故耳。所以然者，脉迟故也。

太阳病，寸缓关浮尺弱，其人发热而汗出，复恶寒，不呕，但心下痞者，此为医下之也。

伤寒，大吐大下之，极虚，复极汗者，其人外气怫郁，复与之水，以发其汗，因得哕。所以然者，胃中寒冷故也。

吐、下、发汗后，其人脉平，而小烦者，以新虚不胜谷气故也。

太阳病，医发其汗，遂发热而恶寒，复下之，则心下痞，此表里俱虚，阴阳气并竭[4]，无阳则阴独[5]。复加火针，因而烦，面色青黄，肤瞤，如此者，为难治。今色微黄，手足温者，易愈。

服桂枝汤，下之，头项强痛，翕翕发热，无汗，心下满微痛，小便不利，属桂枝去桂加茯苓术汤。

太阳病，先发其汗，不解，而下之，其脉浮者，不愈。浮为在外，而反下之，故令不愈。今脉浮，故在外，当解其外则愈，属桂枝汤。

下以后，复发其汗者，则昼日烦躁不眠，夜而安静，不呕不渴，而无表证，其脉沉微，身无大热，属干姜附子汤。

伤寒，吐、下、发汗后，心下逆满，气上撞胸，起即头眩，其脉沉紧，发汗即动经[6]，身为振摇，属茯苓桂枝术甘草汤。

发汗、吐、下以后，不解，烦躁，属茯苓四逆汤。

伤寒，发汗、吐、下后，虚烦不得眠。剧者，反复颠倒，心中懊恼，属栀子汤。若少气，栀子甘草汤。若呕，栀子生姜汤。若腹满者，栀子厚朴汤。

发汗若下之，烦热，胸中塞者，属栀子汤证。

太阳病，过经[7]十余日，心下温温欲吐而胸中痛，大便反溏，其腹微满，郁郁微烦，先时自极吐下者，与承气汤。不尔者，不可与。欲呕，胸中痛，微溏，此非柴胡汤证，以呕故知极吐下也。

太阳病，重发其汗，而复下之，不大便五六日，舌上燥而渴，日晡所小有潮热，从心下至少腹坚满，而痛不可近，属大陷胸汤。

伤寒五六日，其人已发汗，而复下之，胸胁满微结，小便不利，渴而不呕，但头汗出，往来寒热，心烦，此为未解，属柴胡桂枝干姜汤。

伤寒，汗出，若吐下，解后，心下痞坚，噫气不除者，属旋覆代赭汤。

大下以后，不可更行桂枝汤。汗出而喘，无大热，可以麻黄杏子甘草石膏汤。

伤寒，大下后，复发其汗，心下痞，恶寒者，表未解也，不可攻其痞，当先解表，表解，乃攻其痞。解表属桂枝汤，攻痞属大黄黄连泻心汤。

伤寒，吐、下后，七八日不解，热结在里，表里俱热，时时恶风，大渴，舌上干燥而烦，欲饮水数升，属白虎汤。

伤寒，吐、下后未解，不大便五六日至十余日，其人日晡所发潮热，不恶寒，独语如见鬼神之状。若剧者，发则不识人，循衣妄撮，怵惕不安，微喘直视。脉弦者生，涩者死。微者，但发热谵语，属承气汤。若下者，勿复服。

三阳合病，腹满身重，难以转侧，口不仁[8]，面垢，谵语，遗溺。发汗则谵语，下之则额上生汗，手足厥冷，自汗，属白虎汤证。

阳明病，其脉浮紧，咽干口苦，腹满而喘，发热汗出，而不恶寒，反偏恶热，其身体重，发其汗即躁，心愦愦而反谵语。加温针，必怵惕，又烦躁不得眠。下之，即胃中空虚，客气动膈，心中懊侬，舌上苔者，属栀子汤证。

阳明病，下之，其外有热，手足温，不结胸，心中懊侬，若饥不能食。但头汗出，属栀子汤证。

阳明病，下之，心中懊侬而烦，胃中有燥屎者，可攻。其人腹微满，头坚后溏者，不可下之。有燥屎者，属承气汤证。

太阳病，吐下发汗后，微烦，小便数，大便因坚，可与小承气汤，和之则愈。

大汗若大下，而厥冷者，属四逆汤证。

太阳病，下之，其脉促胸满者，属桂枝去芍药汤。若微寒，属桂枝去芍药加附子汤。

伤寒五六日，大下之，身热不去，心中结痛[9]者，未欲解也，属栀子汤证。

伤寒，下后，烦而腹满，卧起不安，属栀子厚朴汤。

伤寒，医以圆药大下之，身热不去，微烦，属栀子干姜汤。

伤寒，医下之，续得下利清谷不止，身体疼痛，急当救里。身体疼痛，清便自调，急当救表。救里宜四逆汤，救表宜桂枝汤。

太阳病，过经[10]十余日，反再三下之，后四五日，柴胡证续在，先与小柴胡汤。呕止小安，呕止小安，一云：呕不止，心下急。其人郁郁微烦者，为未解，与大柴胡汤，下者止。

伤寒，十三日不解，胸胁满而呕，日晡所发潮热，而微利，此本当柴胡汤下之，不得利，今反利者，故知医以圆药下之，非其治也。潮热者，实也，先再服小柴胡汤，以解其外，后属柴胡加芒硝汤。

伤寒十三日，过经而谵语，内有热也，当以汤下之。小便利者，大便当坚，而反利，其脉调和者，知医以圆药下之，非其治也。自利者，其脉当微厥[11]，今反和者，此为内实，属承气汤证。

伤寒八九日，下之，胸满烦惊，小便不利，谵语，一身不可转侧，属柴胡加龙骨牡蛎汤。

火逆下之，因烧针，烦躁，属桂枝甘草龙车[12]牡蛎汤。

太阳病，脉浮而动数，浮则为风，数则为热，动则为痛，数则为虚。头痛发热，微盗汗出，而反恶寒，其表未解。医反下之，动数则迟，头痛即眩—云膈内拒痛，胃中空虚，客气动膈，短气躁烦，心中懊侬，阳气内陷，心下因坚，则为结胸，属大陷胸汤。若不结胸，但头汗出，其余无有，齐颈而还，小便不利，身必发黄。

伤寒五六日，呕而发热，柴胡汤证具，而以佗药下之，柴胡证仍在，复与柴胡汤。此虽已下，不为逆也。必蒸蒸[13]而振[14]，却发热汗出而解。若心下满而坚痛者，此为结胸，属大陷胸汤。若但满而不痛者，此为痞，柴胡复不中与也。属半夏泻心汤。

本以下之，故心下痞，与之泻心，其痞不解，其人渴而口燥，小便不利者，属五苓散。一方言忍之一日乃愈。

伤寒，中风，医反下之，其人下利日数十行，谷不化，腹中雷鸣，心下痞坚而满，干呕而烦，不能得安。医见心下痞，为病不尽，复重下之，其痞益甚，此非结热，但胃中虚，客气上逆，故使之坚，属甘草泻心汤。

伤寒，服汤药，而下利不止，心下痞坚，服泻心汤已，后以佗药下之，利不止，医以理中与之，利益甚。理中，理中焦，此利在下焦，属赤石脂禹余粮汤。若不止者，当利其小便。

太阳病，外证未除，而数下之，遂挟热而利不止，心下痞坚，表里不解，属桂枝人参汤。

伤寒，吐后，腹满者，与承气汤。

病者无表里证，发热七八日，脉虽浮数者，可下之。假令下已，脉数不解，今热则消谷喜饥，至六七日不大便者，有瘀血，属抵当汤。若脉数不解，而不止，必夹血，便脓血。

太阳病，医反下之，因腹满时痛，为属太阴，属桂枝加芍药汤。大实痛，属桂枝加大黄汤。

伤寒六七日，其人大下后，脉沉迟，手足厥逆，下部脉不至，喉咽不利，唾脓血，泄利不止，为难治，属麻黄升麻汤。伤寒，本自寒下，医复吐下之，寒格[15]更遂吐—本作更逆吐下，食入即出，属干姜黄芩黄连人参汤。

【注释】

[1]坏病：因错误的治疗方法而导致病情向坏恶化。

[2]冒：头目如被覆盖、蒙住之感。

[3]挟热利：泄利夹有热。

[4]阴阳气并竭：表里气俱虚损耗竭。

[5]无阳则阴独：表邪内陷成痞，表证罢而里证独具。

[6]动经：使经脉受扰而妄动。

[7]过经：邪气离开太阳经。

[8]口不仁：口舌麻木，言语艰涩不利，食不知味。

[9]结痛：支结而痛。

[10]过经：伤寒病程中病由一经传入另一经。

[11]微厥：脉微肢厥。

[12]车：《周氏医学丛书》本作"骨"。

[13]蒸蒸：热由内向外蒸腾。

[14]振：寒战。

[15]寒格：下寒与上热相格拒，致食入即吐。

病可温证第九

论述使用温法治疗的病证、脉象、处方。

【原文】

大法，冬宜服温热药及灸。

师曰：病发热头痛，脉反沉。若不差，身体更疼痛，当救其里，宜温药，四逆汤。

下利，腹满，身体疼痛，先温其里，宜四逆汤。

自利，不渴者，属太阴，其脏有寒故也。当温之，宜四逆辈。

少阴病，其人饮食入则吐，心中温温欲吐，复不能吐。始得之，手足寒，脉弦迟。若膈上有寒饮，干呕者，不可吐，当温之，宜四逆汤。

少阴病，脉沉者，急当温之，宜四逆汤。

下利，欲食者，就当温之。

下利，脉迟紧，为痛未欲止，当温之。得冷者满，而便肠垢[1]。

下利，其脉浮大，此为虚，以强下之故也。设脉浮革，因尔肠鸣，当温之，宜当归四逆汤。

少阴病，下利，脉微涩者，即呕汗出，必数更衣，反少，当温之。

伤寒，医下之，续得下利清谷不止，身体疼痛，急当救里，宜温之，以四逆汤。

【注释】

［1］肠垢：指大便污垢。

病不可灸证第十

论述不可使用灸法的病证、脉象。

【原文】

微数之脉，慎不可灸。因火为邪，则为烦逆。追虚逐实[1]，血散脉中[2]，火气虽微，内攻有力，焦骨伤筋[3]，血难复也。

脉浮，当以汗解，而反灸之，邪无从去，因火而盛，病从腰以下，必当重而痹，此为火逆[4]。若欲自解，当先烦，烦乃有汗，随汗而解。何以知之？

脉浮，故知汗出当解。脉浮，热甚，而灸之，此为实，实以虚治，因火而动，咽燥，必唾血。

【注释】

[1]追虚逐实：因失治误治，使虚者更虚，实者更实。

[2]血散脉中：火邪使血液妄行而流散。

[3]焦骨伤筋：由于火热烧灼血液，使筋骨失于濡养。

[4]火逆：凡误用火法治疗而致使变证者。

病可灸证第十一

论述可使用灸法的病证、脉象、处方。

【原文】

烧针令其汗，针处被寒，核起而赤者，必发贲豚。气从少腹上撞者，灸其核上一壮一本作各一壮，与桂枝加桂汤。

少阴病，得之一二日，口中和[1]，其背恶寒者，当灸之。

少阴病，其人吐利，手足不逆，反发热，不死。脉不至者，灸其少阴七壮。

少阴病，下利，脉微涩者，即呕汗出，必数更衣，反少，当温其上，灸之一云灸厥阴可五十壮。

诸下利，皆可灸足大都五壮一云七壮，商丘、阴陵泉皆三壮。

下利，手足厥，无脉，灸之不温，反微喘者，死。少阴负[2]趺阳者，为顺也。

伤寒六七日，其脉微，手足厥，烦躁，灸其厥阴，厥不还者，死。

伤寒，脉促，手足厥逆，可灸之，为可灸少阴，厥阴主逆。

【注释】

[1] 口中和：口中无异常感觉。

[2] 负：略小之意。

病不可刺证第十二

论述不可针刺的病证。

【原文】

大怒无刺，_{大，一作新。}已刺无怒。_{已，一作新。}新内^[1]无刺，已刺无内。大劳无刺，_{大，一作新。}已刺无劳。大醉无刺，已刺无醉。大饱无刺，已刺无饱。大饥无刺，已刺无饥。大渴无刺，已刺无渴。无刺大惊，无刺熇熇^[2]之热，无刺漉漉之汗，无刺浑浑之脉^[3]。

身热甚，阴阳皆争者^[4]，勿刺也。其可刺者，急取之，不汗则泄。所谓勿刺者，有死征也。

无刺病与脉相逆者。上工刺未生，其次刺未盛，其次刺已衰，粗工逆此，谓之伐形^[5]。出《九卷》。

【注释】

[1]内：阴纳，指房事。

[2]熇熇：形容火势凶猛，炎热。

[3]浑浑之脉：指脉来杂乱无章。

[4]阴阳皆争者：阴阳皆亢之意。在脉象上指尺脉浮按沉按皆亢强。

[5]伐形：攻伐，损伤身体。

病可刺证第十三

论述可以针刺的病证。

【原文】

太阳病，头痛，至七日，自当愈，其经竟[1]故也。若欲作再经者，当针足阳明，使经不传则愈。

太阳病，初服桂枝汤，而反烦不解者，当先刺风池、风府，乃却与桂枝汤则愈。

伤寒，腹满而谵语，寸口脉浮而紧者，此为肝乘脾，名纵[2]，当刺期门。

伤寒，发热，啬啬恶寒，其人大渴，欲饮酢[3]浆者，其腹必满，而自汗出，小便利，其病欲解，此为肝乘肺，名曰横[4]，当刺期门。

阳明病，下血而谵语，此为热入血室。但头汗出者，当刺期门，随其实而泻之，然汗出者则愈。

妇人中风，发热恶寒，经水适来，得之七八日，热除，脉迟，身凉，胸胁下满，如结胸状，其人谵语，此为热入血室，当刺期门，随其虚实而取之。《平病》云：热入血室，无犯胃气及上三焦。与此相反，岂谓药不谓针耶。

太阳与少阳并病，头痛，颈项强而眩，时如结胸，心下痞坚，当刺大杼第一间、肺俞、肝俞，慎不可发汗，发汗则谵语，谵语则脉弦。谵语五日不止，当刺期门。

少阴病，下利，便脓血者，可刺。

妇人伤寒，怀身腹满，不得小便，加从腰以下重，如有水气状，怀身七月，太阴当养不养，此心气实，当刺泻劳宫及关元，小便利则愈。

伤寒，喉痹，刺手少阴。少阴在腕，当小指后动脉是也。针入三分，补之。

问曰：病有汗出而身热烦满，烦满不为汗解者何？对曰：汗出而身热者，风也，汗出而烦满不解者，厥也，病名曰风厥也。太阳主气，故先受邪，少阴与为表里也。得热则上从之，从之则厥。治之，表里刺之，饮之汤。

热病三日，气口静，人迎躁者，取之诸阳五十九刺，以泻其热，而出其汗，实其阴，以补其不足。所谓五十九刺者，两手外内侧各三，凡十二痏[5]；五指间各一，凡八痏；足亦如是；头入发一寸傍三分，各三，凡六痏；更入发三寸，边各五，凡十痏；耳前后、口下、项中各一，凡六痏；颠上一。

热病，先肤痛，窒鼻充面，取之皮，以第一针[6]五十九。苛菌为轸—云苛轸鼻[7]，索皮于肺，不得索之火，火，心也。

热病，嗌干多饮，善惊，卧不能安，取之肤肉，以第六针[8]五十九。目眦赤，索肉于脾，不得索之木，木，肝也。

热病而胸胁痛，手足躁，取之筋间，以第四针[9]针于四达—作逆筋辟目浸[10]，索筋于肝，不得索之金，金，肺也。

热病，数惊，瘛疭而狂，取之脉，以第四针急泻有余者。癫疾，毛发去，索血—作脉于心，不得索之水，水，肾也。

热病而身重骨痛，耳聋而好瞑，取之骨，以第四针五十九。骨病食啮牙齿[11]，耳清，索骨于肾，无—一本作不得索之土，土，脾也。

热病，先身涩傍教[12]，傍教《太素》作倚。烦闷，干唇嗌，取之以第一针五十九。肤胀，口干，寒汗。

热病，头痛，摄摄—作颞颥目脉紧，善衄，厥热也，取之以第三针[13]，视有余不足，寒热病。

热病，体重，肠中热，取之以第四针，于其输及下诸指间，索气于胃络，得气也。

热病，侠脐痛急，胸胁支满，取之涌泉与太阴、阳明—云阴陵泉，以第四针，针嗌里[14]。

热病而汗且出，反脉顺，可汗者，取之鱼际、太渊、大都、太白。泻之则热去，补之则汗出。汗出太甚者，取踝上横文以止之。

热病七日八日，脉口动，喘而眩者，急刺之。汗且自出，浅刺手大指间。

热病，先胸胁痛，手足躁，刺足少阳，补手太阴，病甚，为五十九刺。

热病，先手臂痛，刺手阳明、太阴，而汗出止。

热病，始于头首者，刺项太阳而汗出止。

热病，先身重骨痛，耳聋目瞑，刺足少阴，病甚，为五十九刺—云刺少阳。

热病，先眩冒而热，胸胁满，刺足少阴少阳。

热病，始足胫者，先取足阳明而汗出。

【注释】

[1] 竟：穷尽。

[2] 纵：指肝胆之气放纵无羁。

[3] 酢：酢，音意同醋。

[4] 横：逆也，指肝气横逆亢盛。

［5］痏：瘢痕，此处指针灸穴。

［6］第一针：指古九针之一的第一针镵针。

［7］苛菌为轸鼻：《黄帝内经·热病》作苛轸鼻。苛轸指小疹，苛芥也。本小草之谓，故假为芥之意。此处指鼻子出小疹子瘙痒。

［8］第六针：古九针的员利针。

［9］第四针：古九针的锋针。

［10］筋辟目浸：筋痿不能行而泪流不止。

［11］食啮牙齿：食物腐坏牙齿。

［12］傍敦：傍，同"旁"。敦，同"勃"。盛大的意思。这里引申为皮肤充血变色。

［13］第三针：古九针的锃针。

［14］嗌里：廉泉穴。

病不可水证第十四

论述不可使用水法之病证及误用后的变证。

【原文】

发汗后，饮水多者，必喘。以水灌之，亦喘。

伤寒，大吐、大下之，极虚，复极汗者，其人外气怫郁，复与之水，以发其汗，因得哕，所以然者，胃中寒冷故也。

阳明病，潮热，微坚，可与承气汤。不坚，勿与之。若不大便六七日，恐有燥屎，欲知之法，可与小承气汤。若腹中不转失气者，此为但头坚后溏，不可攻之，攻之必腹满，不能食，欲饮水者，即哕。

阳明病，若胃中虚冷，其人不能食，饮水即哕。

下利，其脉浮大，此为虚，以强下之故也。设脉浮革，因尔肠鸣，当温之，与水即哕。

病在阳，当以汗解，而反以水潠[1]之，若灌之，其热却不得去，益烦，皮上粟起，意欲饮水，反不渴，宜文蛤散。若不差，与五苓散。

若寒实结胸，无热证者，与三物小陷胸汤，白散亦可。身热，皮粟不解，欲引衣自覆，若以水潠之洗之，益令热却不得出。当汗而不汗，即烦。假令汗出已，腹中痛，与芍药三两，如上法。

寸口脉浮大，医反下之，此为大逆。浮即无血，大即为寒，寒气相搏，即为肠鸣，医乃不知，而反饮水，令汗大出，水得寒气，冷必相搏，其人即饲[2]。

寸口脉濡而弱，濡即恶寒，弱即发热，濡弱相搏，脏气衰微，胸中苦烦。此非结热，而反薄居，水渍布冷铫[3]贴之，阳气遂微，诸腑无所根据，阴脉凝聚，结在心下，而不肯移。胃中虚冷，水谷不化，小便纵通，复不能多，微则可救，聚寒心下，当奈何也。

【注释】

[1]渫：刷洗。

[2]饲：同"噎"。气逆而噎塞。

[3]铫：煮开水熬东西的器具，这里指冰冷的金属。

病可水证第十五

论述可利水的相关病证、脉象。

【原文】

太阳病，发汗后，若大汗出，胃中干燥，烦不得眠，其人欲饮水，当稍饮之，令胃中和则愈。

厥阴病，渴欲饮水者，与水饮之即愈。

太阳病，寸口缓，关上小浮，尺中弱，其人发热而汗出，复恶寒，不呕，但心下痞者，此为医下也。若不下，其人复不恶寒而渴者，为转属阳明。小便数者，大便即坚，不更衣十日，无所苦也。欲饮水者，但与之，当以法救渴，宜五苓散。

寸口脉洪而大，数而滑，洪大则荣气长，滑数则胃气实。荣长则阳盛，怫郁不得出身。胃实则坚难，大便则干燥。三焦闭塞，津液不通。医发其汗，阳盛不周[1]，复重下之，胃燥热畜，大便遂摈[2]，小便不利，荣卫相搏，心烦发热，两眼如火，鼻干面赤，舌燥，齿黄焦，故大渴。过经成坏病，针药所不能制，与水灌枯槁，阳气微散，身寒温衣覆，汗出表里通，然其病即除。形脉多不同，此愈非法治，但医所当慎，妄犯伤荣卫。

霍乱而头痛发热，身体疼痛，热多欲饮水，属五苓散。

呕吐而病在膈上，后必思水者，急与猪苓散。饮之水，亦得也。

【注释】

[1] 不周：此处指汗出不均匀。

[2] 摈：排除、抛弃。此处指大便已通。

病不可火证第十六

论述因火热治法而产生的变证及预后。

【原文】

太阳中风，以火劫发其汗，邪风被火热，血气流洗，失其常度，两阳[1]相熏灼，其身发黄。阳盛则欲衄，阴虚小便难，阴阳俱虚竭，身体则枯燥，但头汗出，齐颈而还，腹满而微喘，口干咽烂，或不大便，久则谵语，甚者至哕，手足躁扰，循衣摸床，小便利者，其人可治。

太阳病，医发其汗，遂发热而恶寒，复下之，则心下痞，此表里俱虚，阴阳气并竭[2]，无阳则阴独，复加火针，因而烦，面色青黄，肤瞤，如此者为难治。今色微黄，手足温者愈。

伤寒，加温针，必惊。

阳脉浮，阴脉弱，则血虚，血虚则筋伤。其脉沉者，荣气微也。其脉浮，而汗出如流珠者，卫气衰也。荣气微，加烧针，血留不行，更发热而躁烦也。

伤寒，脉浮，而医以火迫劫之，亡阳[3]，惊狂，卧起不安，属桂枝去芍药加蜀漆牡蛎龙骨救逆汤。

问曰：得病十五六日，身体黄，下利，狂欲走。师脉之，言当下清血[4]如豚肝，乃愈，后如师言，何以知之？师曰：寸口脉阳浮阴濡弱，阳浮则为风，阴濡弱为少血，浮虚受风，少血发热，恶寒洒淅，项强头眩。医加火熏，郁令汗出，恶寒遂甚，客热因火而发，怫郁蒸肌肤，身目为黄，小便微难，短气，从鼻出血，而复下之，胃无津液，泄利遂不止，热瘀在膀胱，畜[5]结成积聚，状如豚肝，当下未下，心乱迷愦，狂走赴水，不能自制。畜血若去，目明心了。此皆医所为，无他祸患，微轻得愈，极者不治。

伤寒，其脉不弦紧而弱者，必渴，被火必谵言。弱者发热，脉浮，解之，当汗出愈。

太阳病，以火熏之，不得汗，其人必躁，到经不解，必有清血。

阳明病，被火，额上微汗出，而小便不利，必发黄。

阳明病，其脉浮紧，咽干口苦，腹满而喘，发热汗出而不恶寒，反偏恶热，其身体重。发其汗则躁，心愦愦而反谵语。加温针必怵惕，又烦躁不得眠。

少阴病，咳而下利，谵语，是为被火气劫故也，少便必难，为强责少阴汗出。

太阳病二日，而烧瓦熨其背，大汗出，火气入胃，胃中竭燥，必发谵语，十余日振而反汗出者，此为欲解。其汗从腰以下不得汗，其人欲小便，反不得，呕欲失溲，足下恶风，大便坚者，小便当数，而反不数及多，便已，其头卓然[6]而痛，其人足心必热，谷气[7]下流故也。

【注释】

[1]两阳：中风被火劫，风、火均为阳邪，故称"两阳"。

[2]阴阳气并竭：表里俱虚。

[3]亡阳：指心阳外亡，神气浮越。

[4]清血：便血。

[5]畜：通"蓄"，蓄积。

[6]卓然：卓，超卓也。这里形容头痛的程度，超越一般。

[7]谷气：指饮食后机体产生的热。

病可火证第十七

论述可用火热法治疗之病证、脉象。

【原文】

下利，谷道[1]中痛，当温之，以为宜熬木盐熨之。一方，炙枳实熨之。

【注释】

[1] 谷道：肛门。

热病阴阳交并少阴厥逆阴阳竭尽生死证第十八

论述热病的诸病理改变及死生预后。

【原文】

问曰：温病，汗出辄复热，而脉躁疾，不为汗衰，狂言，不能食，病名为何？对曰：名曰阴阳交[1]，交者，死。人所以汗出者，生于谷，谷生于精。今邪气交争于骨肉而得汗者，是邪却而精胜。精胜则当能食而不复热。热者，邪气也。汗者，精气也。今汗出而辄复热者，邪胜也。不能食者，精无俾[2]也。汗而热留者，寿可立而倾也。

夫汗出而脉尚躁盛者，死。此今脉不与汗相应，此不胜其病也。狂言者，是失志，失志者，死。有三死，不见一生，虽愈必死。

热病，已得汗，而脉尚躁盛，此阳脉之极[3]也，死。其得汗而脉静者，生也。

热病，脉尚躁盛，而不得汗者，此阳脉之极[4]也，死。脉躁盛得汗者，生也。

热病，已得汗，而脉尚躁，喘且复热，勿肤刺，喘甚者，死。

热病，阴阳交者，死。

热病，烦已而汗，脉当静。

太阳病，脉反躁盛者，是阴阳交，死。复得汗，脉静者，生。

热病，阴阳交者，热烦身躁，太阴寸口脉两冲[5]尚躁盛，是阴阳交，死。得汗脉静者，生。

热病，阳进阴退[6]，头独汗出，死。阴进阳退，腰以下至足汗出，亦死。阴阳俱进，汗出已，热如故，亦死。阴阳俱退，汗出已，寒栗不止，鼻口气冷，亦死。上热病，阴阳交部。

热病，所谓并阴者，热病已得汗，因得泄，是谓并阴，故治治一作活。

热病，所谓并阳者，热病已得汗，脉尚躁盛，大热，汗之，虽不汗出，若衄，是谓并阳，故治。上热病并阴阳部。

少阴病，恶寒，蜷而利，手足逆者，不治。

少阴病，下利止而眩，时时自冒者，死。

少阴病，其人吐利，躁逆者，死。

少阴病，四逆，恶寒而蜷，其脉不至，其人不烦而躁者，死。

少阴病六七日，其人息高者，死。

少阴病，脉微细沉，但欲卧，汗出不烦，自欲吐，五六日自利，复烦躁，不得卧寐者，死。

少阴病，下利，若利止、恶寒而蜷，手足温者，可治。

少阴病，恶寒而蜷，时时自烦，欲去其衣被者，可治。

少阴病，下利止，厥逆无脉，干烦一本作干呕。服汤药，其脉暴出者，死。微细者，生。上少阴部。

伤寒六七日，其脉微，手足厥，烦躁，灸其厥阴[7]，厥不还者，死。

伤寒，下利，厥逆，躁不能卧者，死。

伤寒，发热，下利，至厥不止者，死。

伤寒，厥逆，六七日不利，便发热而利者，生。其人汗出，利不止者，死。但有阴无阳故也。

伤寒五六日，不结胸，腹濡，脉虚，复厥者，不可下。下之，亡血，死。

伤寒，发热而厥七日，下利者，为难治。上厥逆部。

热病，不知所痛，不能自收[8]，口干，阳热甚，阴颇有寒者，热在髓，死不治。

热病在肾，令人渴，口干，舌焦黄赤，昼夜欲饮不止，腹大而胀，尚不厌饮，目无精光，死不治。

脾伤，即中风，阴阳气别离，阴不从阳，故以三分[9]候其死生。

伤寒，咳逆上气，其脉散者，死。谓其人形损故也。

伤寒，下利，日十余行，其人脉反实者，死。

病者胁下素有痞，而下在脐傍，痛引少腹，入阴侠阴筋，此为脏结，死。

夫实则谵语，虚则郑声。郑声者，重语是也。直视，谵语，喘满者，死。若下利者，亦死。

结胸证悉具，而躁者，死。

吐舌下卷者，死。唾如胶者，难解。舌头四边，徐有津液，此为欲解。病者至经，上唇有色，脉自和，为欲解。色急者，未解。上阴阳竭尽部。

【注释】

[1]阴阳交：阳邪交入于阴分，消耗阴气。

[2]精无俾：俾，同裨，补益。指精气无法得到补益。

[3]阳脉之极：《灵枢·热病》作"阴脉之极"。此处指阴气

欲绝，孤阳不敛。

　　[4] 阳脉之极：阳气欲绝。

　　[5] 冲：动。

　　[6] 阳进阴退：此处的进退指盛衰，下亦同。

　　[7] 灸其厥阴：灸厥阴经的腧穴。这里一般认为灸太冲。

　　[8] 自收：四肢不能灵活收放。

　　[9] 三分：此处作三部九候解释。

重实重虚阴阳相附生死证第十九

论述重实重虚阴阳相附之死生预后。

【原文】

问曰：何谓虚实？对曰：邪气盛则实，精气夺则虚。重实者，肉大热，病气热，脉满，是谓重实。

问曰：经络俱实，何如？对曰：经络皆实，是寸脉急而尺为[1]也，皆当俱治。故曰滑则顺，涩则逆。夫虚实者，皆从其物类始，五脏骨肉滑利，可以长久。寒气暴上，脉满实。实而滑，顺则生，实而涩，逆则死。形尽满，脉急大坚，尺满而不应，顺则生，逆则死。所谓顺者，手足温。所谓逆者，手足寒也。

问曰：何谓重虚？对曰：脉虚，气虚，尺虚，是谓重虚也。所谓气虚者，言无常也；尺虚者，行步匡然[2]也；脉虚者，不象阴也。如此者，滑则生，涩则死。气虚者，肺虚也；气逆者，足寒也。非其时则生，当其时则死，余脏皆如此也。

脉实满，手足寒，头热者，春秋则生，冬夏则死。脉浮而涩，涩而身有热者，死。络气不足，经气有余，脉热而尺寒，秋冬为逆，春夏为顺。经虚络满者，尺热满而寒涩，春夏死，秋冬生。络满经虚，灸阴刺阳；经满络虚，刺阴灸阳。

问曰：秋冬无极阴，春夏无极阳，何谓也？对曰：无极阳者，春夏无数虚阳明，阳明虚则狂。无极阴者，秋冬无数虚太阴，太阴虚则死。上重实重虚部。

热病，所谓阳附阴者，腰以下至足热，腰以上寒，阴气下

争，还心腹满者，死。所谓阴附阳者，腰以上至头热，腰以下寒，阳气上争，还得汗者生。_{上阴阳相附部。}

【注释】

[1] 为:《周氏医学丛书》本作"内缓"。

[2] 行步匡然：匡，同恇，怯弱，虚弱。行步无力。

热病生死期日证第二十

论述热病病证及生死日期。

【原文】

太阳之脉，色荣颧骨，热病也。荣未夭，曰今且得汗，待时自已。与厥阴脉争见者，死期不过三日，其热病气内连肾。少阳之脉，色荣颊前，热病也。荣未夭，曰今且得汗，待时自已。与少阴脉争见者，死期不过三日。

热病七八日，脉微小，病者溲血，口中干，一日半而死。脉代者，一日死。

热病七八日，脉不躁喘，不数，后三日中有汗。三日不汗，四日死。未曾汗，勿肤刺。肤，一作庸。

热病三四日，脉不喘，其动均者，身虽烦热，今自得汗，生。

传曰：始腑入脏，终阴复还阳，故得汗。

热病七八日，脉不喘，其动均者，生。微热在阳不入阴，今自汗也。

热病七八日，脉不喘，动数均者，病当暗。期三日不得汗，四日死。

热病，身面尽黄而肿，心热，口干，舌卷，焦黄黑，身麻臭，伏毒伤肺。中脾者，死。

热病，瘛疭，狂言，不得汗，瘛疭不止，伏毒伤肝。中胆者，死。

热病，汗不出，出不至足，呕胆，吐血，善惊不得卧，伏毒在肝。腑足少阳者，死。

热病十逆死证第二十一

论述热病的十逆死证。

【原文】

热病，腹满膜胀，身热者，不得大小便，脉涩小疾，一逆见，死。

热病，肠鸣腹满，四肢清，泄注，脉浮大而洪不已，二逆见，死。

热病，大衄不止，腹中痛，脉浮大绝，喘而短气，三逆见，死。

热病，呕且便血，夺形肉，身热甚，脉绝动疾，四逆见，死。

热病，咳喘，悸眩，身热，脉小疾，夺形肉，五逆见，死。

热病，腹大而胀，四肢清，夺形肉，短气，六逆见，一旬内死。

热病，腹胀便血，脉大，时时小绝，汗出而喘，口干舌焦，视不见人，七逆见，一旬死。

热病，身热甚，脉转小，咳而便血，目眶陷，妄言，手循衣缝，口干，躁扰不得卧，八逆见，一时死。

热病，瘛疭，狂走，不能食，腹满，胸痛，引腰脐背，呕血，九逆见，一时死。

热病，呕血，喘咳，烦满，身黄，其腹鼓胀，泄不止，脉绝，十逆见，一时死。

热病五脏气绝死日证第二十二

论述热病的五脏气绝之症状及死亡日期。

【原文】

热病，肺气绝，喘逆，咳唾血，手足腹肿，面黄，振栗，不能言语，死。魄与皮毛俱去，故肺先死，丙日笃，丁日死。

热病，脾气绝，头痛，呕宿汁，不得食，呕逆吐血，水浆不得入，狂言谵语，腹大满，四肢不收，意不乐，死。脉与肉气俱去，故脾先死，甲日笃，乙日死。

热病，心主气绝，烦满，骨痛—作瘛，嗌肿，不可咽，欲咳不能咳，歌哭而笑，死。神与荣脉俱去，故心先死。壬日笃，癸日死。

热病，肝气绝，僵仆，足不安地，呕血，恐惧，洒淅恶寒，血妄出，遗屎溺，死。魄与筋血俱去，故肝先死，庚日笃，辛日死。

热病，肾气绝，喘悸，吐逆，肿疸，尻痛，目视不明，骨痛，短气，喘满，汗出如珠，死。精与骨髓俱去，故肾先死，戊日笃，巳日死。

故外见瞳子青小，爪甲枯，发堕，身涩，齿挺而垢，人皮面厚尘黑，咳而唾血，渴欲数饮，大满，此五脏绝，表病也。

热病至脉死日证第二十三

论述热病之至脉与死亡日期。

【原文】

热病，脉四至，三日死。脉四至者，平人一至，病人脉四至也。

热病，脉五至，一日死。时一大至，半日死。忽忽闷乱者，死。

热病，脉六至，半日死。忽急疾大至，有顷死。

热病脉损日死证第二十四

论述热病之损脉与死亡日期。

【原文】

热病脉，四损，三日死。所谓四损者，平人四至，病人脉一至，名曰四损。

热病脉，五损，一日死。所谓五损者，平人五至，病人脉一至，名曰五损。

热病脉，六损，一时死，所谓六损者，平人六至，病人脉一至，名曰六损。若绝不至，或久乃至，立死。

治伤寒形证所宜进退。晋王叔和集仲景评脉要论。

新刊王氏脉经卷第八

平卒尸厥脉证第一

论述卒厥等入脏、入腑之预后。

【原文】

寸口沉大而滑，沉则为实，滑则为气，实气相搏，血气入于脏即死，入于腑即愈，此为卒厥。不知人，唇青身冷，为入脏，即死；如身温和，汗自出，为入腑，而复自愈。

平痉湿暍脉证第二 痉，一作痓

论述痉、湿、暍之病证、脉象、处方、预后。

【原文】

太阳病，发热无汗，而反恶寒者，名刚痉。

太阳病，发热汗出，而不恶寒者，名柔痉。一云恶寒。

太阳病，发热，其脉沉而细者，为痉。

太阳病，发其汗，因致痉。论云：发其汗太多，因致痉。

病者身热足寒，颈项强急，恶寒，时头热，面赤，目脉赤，独头动摇者，为痉。论云：独头面摇，卒口噤，背反张者，痉病也。

太阳病，无汗，而小便反少，气上冲胸，口噤不得语，欲作刚痉，葛根汤主之。

刚痉为病，胸满口噤，卧不着席，脚挛急，其人必齘齿[1]，可与大承气汤。

痉病，发其汗已，其脉浛浛[2]如蛇，暴腹胀大者，为欲解。脉如故，反伏弦者，必痉。一云：痉，脉出欲已。

痉脉来，按之筑筑而弦[3]，直上下行。

痉家，其脉伏坚，直上下。

夫风病，下之则痉。复发其汗，必拘急。

太阳病，其证备，身体强，几几然，脉沉迟，此为痉，栝蒌桂枝汤主之。

痉病，有灸疮[4]，难疗。

疮家，虽身疼痛，不可发其汗，汗出则痉。

太阳病，关节疼烦，脉沉而缓者，为中湿。论云：中湿为湿痹之候，其人小便不利，大便反快，但当利其小便。

病者一身尽疼—云疼烦，发热，日晡即剧，此为风湿，汗出所致也。论云：此病伤于汗出当风，或久伤取冷所致。

湿家之为病，一身尽疼，发热，而身色熏黄也。

湿家之为病，其人但头汗出，而背强，欲得被覆向火。若下之早，则哕，或胸满，小便利—云不利，舌上如胎[5]，此为丹田有热，胸上有寒，渴欲饮而不能饮，则口燥也。

湿家下之，额上汗出，微喘，小便利—云不利者，死。若下利不止者，亦死。

问曰：风湿相搏，身体疼痛，法当汗出而解，值天阴雨不止，师云此可发汗，而其病不愈者，何也？答曰：发其汗，汗大出者，但风气去，湿气续在，是故不愈。若治风湿者，发其汗，微微似欲出汗者，则风湿俱去也。

湿家身烦疼，可与麻黄汤加术四两，发其汗为宜，慎不可以火攻之。

风湿，脉浮，身重，汗出，恶风者，防己汤主之。

病人喘，头痛，鼻塞而烦，其脉大，自能饮食，腹中和，无病。病在头中寒湿，故鼻塞，内药鼻中即愈。论云：湿家病身疼痛，发热，面黄而喘，头痛，鼻塞而烦。

伤寒八九日，风湿相搏，身体疼痛，不能自转侧，不呕不渴，脉浮虚而涩者，桂枝附子汤主之。若其人大便硬，小便自利者，术附子汤主之。

风湿相搏，骨节疼烦，掣痛不得屈伸，近之则痛剧，汗出短气，小便不利，恶风不欲去衣。或身微肿者，甘草附子汤主之。

太阳中热，暍是也。其人汗出恶寒，身热而渴也，白虎汤主之。

太阳中暍，身热疼重，而脉微弱，此以夏月伤冷水，水行皮肤中所致也，瓜蒂汤主之。

太阳中暍，发热恶寒，身重而疼痛，其脉弦细芤迟，小便已洒洒然毛耸，手足逆冷，小有劳，身热，口前开，板齿[6]燥。若发其汗，恶寒则甚。加温针，则发热益甚。数下之，淋复甚。

【注释】

[1]齘齿：磨牙，多发于梦中。
[2]洽洽：摇荡的样子，喻左右摇摆状。
[3]筑筑而弦：筑是古代弦乐器，筑筑意同紧、弦。
[4]灸疮：火灸导致的疮疡，此处指用过艾灸的火法。
[5]如胎：胎通"苔"。指舌上湿润白滑，似苔非苔。
[6]板齿：门齿。

平阳毒阴毒百合狐惑脉证第三

论述阴阳毒、百合、狐惑之病证、脉象及处方。

【原文】

阳毒为病，身重，腰背痛，烦闷不安，狂言，或走，或见鬼，或吐血下痢，其脉浮大数，面赤斑斑如锦文，喉咽痛，唾脓血，五日可治，至七日不可治也。有伤寒一二日便成阳毒，或服药，吐、下后变成阳毒，升麻汤主之。

阴毒为病，身重背强，腹中绞痛，咽喉不利，毒气攻心，心下坚强，短气不得息，呕逆，唇青面黑，四肢厥冷，其脉沉细紧数，身如被打，五六日可治，至七日不可治也。或伤寒初病一二日，便结成阴毒，或服药六七日以上至十日，变成阴毒，甘草汤主之。

百合之为病，其状常默默，欲卧复不能卧，或如强健人，欲得出行而复不能行，意欲得食复不能食，或有美时[1]，或有不用闻饮食臭时，如寒无寒，如热无热，朝至口苦，小便赤黄，身形如和[2]，其脉微数，百脉一宗，悉病，各随证治之。

百合病，见于阴者，以阳法救之；见于阳者，以阴法救之。见阳攻阴，复发其汗，此为逆，其病难治；见阴攻阳，乃复下之，此亦为逆，其病难治。《千金方》云：见在于阴而攻其阳，则阴不得解也，复发其汗为逆也。见在于阳而攻其阴，则阳不得解也，复下之，其病不愈。

狐惑为病，其气如伤寒，默默欲眠，目不得闭，卧起不安，蚀于喉为惑，蚀于阴为狐。狐惑之病，并不欲饮食，闻食臭，其面目乍赤、乍白、乍黑。其毒蚀于上者，则声喝[3]，其毒蚀于下部者，咽干。蚀于上部，泻心汤主之；蚀于下部，苦参汤淹洗之；蚀于肛者，雄黄熏之。

其人脉数，无热，微烦，默默欲卧，汗出，初得三四日，目赤如鸠眼，得之七八日，目四眦黄黑，若能食者，脓已成也，赤小豆当归散主之。

病人或从呼吸上蚀其咽，或从下焦蚀其肛阴，蚀上为惑，蚀下为狐。狐惑病者，猪苓散主之。

【注释】

［1］美时：食欲好的时候。

［2］身形如和：身形呈现平和健康貌。

［3］声喝：声音嘶哑。

平霍乱转筋脉证第四

论述霍乱相关病证及处方。

【原文】

问曰：病有霍乱者何？师曰：呕吐而利，此为霍乱。

问曰：病者发热，头痛，身体疼，恶寒，而复吐利，当属何病？师曰：当为霍乱。霍乱吐利止，而复发热也。伤寒，其脉微涩，本是霍乱，今是伤寒，却四五日，至阴经上，转入阴必吐利。

转筋为病，其人臂脚直，脉上下行，微弦，转筋入腹[1]，鸡屎白散主之。

【注释】

[1] 转筋入腹：筋挛痛自两腿牵引少腹。

平中风历节脉证第五

论述中风、历节之病证、脉象及处方。

【原文】

夫风之为病，当半身不遂，或但臂不遂者，此为痹。脉微而数，中风使然。

头痛，脉滑者，中风，风脉虚弱也。

寸口脉浮而紧，紧则为寒，浮则为虚，虚寒相搏，邪在皮肤。浮者血虚，络脉空虚，贼邪不泻[1]，或左或右。邪气反缓，正气则急[2]，正气引邪，㖞僻不遂。邪在于络，肌肤不仁。邪在于经，则重不胜。邪入于腑，则不识人。邪入于脏，舌即难言，口吐于涎。

寸口脉迟而缓，迟则为寒，缓则为虚。荣缓则为亡血，卫迟则为中风。邪气中经，则身痒而瘾疹。心气不足，邪气入中，则胸满而短气。

趺阳脉浮而滑，滑则谷气实，浮则汗自出。

少阴脉浮而弱，弱则血不足，浮则为风，风血相搏，则疼痛如掣。

盛人脉涩小，短气，自汗出，历节疼，不可屈伸，此皆饮酒汗出当风所致也。

寸口脉沉而弱，沉则主骨，弱则主筋；沉则为肾，弱则为肝。汗出入水中，如水伤心，历节黄汗出，故曰历节也。

味酸则伤筋，筋伤则缓，名曰泄。咸则伤骨，骨伤则痿，名曰枯。枯泄相搏，名曰断泄。荣气不通，卫不独行，荣卫俱微，三焦无所御，四属[3]断绝，身体羸瘦，独足肿大，黄汗出，胫冷。假令发热，便为历节也。病历节，疼痛不可屈伸，乌头汤主之。

诸肢节疼痛，身体魁瘰[4]，脚肿如脱[5]，头眩短气，温温欲吐，桂枝芍药知母汤主之。

【注释】

[1] 不泻：邪气留于体内而不排出。

[2] 邪气反缓，正气则急：受邪的经络弛缓，健康的经络拘急。

[3] 四属：泛指与其相关联的组织。

[4] 魁瘰：关节屈曲不伸。

[5] 脚肿如脱：形容脚肿如将脱离身体一样。

平血痹虚劳脉证第六

论述血痹、虚劳之病证、脉象及处方。

【原文】

问曰：血痹[1]从何得之？师曰：夫尊荣人，骨弱肌肤盛，重因疲劳汗出，卧不时动摇，加被微风，遂得之。形如风状，《巢原》云：其状如被微风所吹。但以脉自微涩，在寸口关上小紧，宜针引阳气，令脉和紧去则愈。

血痹，阴阳俱微，寸口关上微，尺中小紧，外证身体不仁，如风状，黄芪桂五物汤主之。

夫欲治病，当先知其证何趣，乃当攻之耳。

男子平人，脉大为劳，极虚亦为劳。

男子劳之为病，其脉浮大，手足暖，春夏剧，秋冬差，阴寒精自出，酸削不能行，少阴虚满。

人年五十六十，其病脉大者，痹侠背行，苦肠鸣，马刀侠瘿[2]者，皆为劳得之。

男子平人，脉虚弱细微者，喜盗汗出也。

男子面色薄[3]者，主渴及亡血。卒喘悸，其脉浮者，里虚也。

男子脉虚沉弦，无寒热，短气，里急，小便不利，面色白，时时目瞑，此人喜衄，少腹满，此为劳使之然。

男子脉微弱而涩，为无子，精气清冷。

夫失精家，少腹弦急，阴头寒，目眶痛—云目眩，发落，脉极虚芤迟，为清谷，亡血，失精。

脉得诸芤动微紧，男子失精，女子梦交通，桂枝加龙骨牡蛎汤主之。

脉沉小迟，名脱气[4]。其人疾行则喘喝，手足逆寒，腹满，甚则溏泄，食不消化也。

脉弦而大，弦则为减，大则为芤，减则为寒，芤则为虚，寒虚相搏，此名为革。妇人则半产、漏下，男子则亡血、失精。

【注释】

［1］血痹：风邪侵入血分而形成的痹症。

［2］马刀侠瘿：属瘰疬之类。常成串而出，质坚硬，其生于颈部者称为侠瘿，其形长者称为马刀。

［3］面色薄：面色薄白不荣。

［4］脱气：指胸中大气虚脱。

平消渴小便利淋脉证第七

论述消渴、小便利、淋证之脉证。

【原文】

师曰：厥阴之为病，消渴，气上冲心，心中疼热，饥而不欲食，食即吐，下之不肯止。

寸口脉浮而迟，浮则为虚，迟则为劳。虚则卫气不足，迟则荣气竭。

趺阳脉浮而数，浮则为气，数则消谷而紧《要略》紧作大坚，气盛则溲数，溲数则紧《要略》作坚，紧数相搏，则为消渴。

男子消渴，小便反多，以饮一斗，小便一斗，肾气圆主之。

师曰：热在一作结下焦则溺血，亦令人淋闭不通。

淋之为病，小便如粟状[1]，少腹弦急，痛引脐中。

寸口脉细而数，数则为热，细则为寒，数为强吐。

趺阳脉数，胃中有热，则消谷引食，大便必坚，小便则数。

少阴脉数，妇人则阴中生疮，男子则气淋。

淋家不可发汗，发汗则必便血。

【注释】

[1] 小便如粟状：小便排出粟粒般砂石。

平水气黄汗气分脉证第八

论述水肿、黄汗、气分病之病证、脉象、处方。

【原文】

师曰：病有风水，有皮水，有正水，有石水，有黄汗。风水，其脉自浮，外证骨节疼痛，其人恶风。皮水，其脉亦浮，外证胕肿，按之没指，不恶风，其腹如鼓，_{如鼓，一作如故，不满。}不渴，当发其汗。正水，其脉沉迟，外证自喘。石水，其脉自沉，外证腹满，不喘。黄汗，其脉沉迟，身体发热，胸满，四肢、头面肿，久不愈，必致痈脓。

脉浮而洪，浮则为风，洪则为气，风气相搏，风强则为瘾疹，身体为痒，痒为泄风[1]，久为痂癫[2]。气强则为水，难以俛仰。风气相击，身体洪肿[3]，汗出乃愈。恶风则虚，此为风水；不恶风者，小便通利，上焦有寒，其口多涎，此为黄汗。

寸口脉沉滑者，中有水气，面目肿大，有热，名曰风水。视人之目裹上微拥[4]，如新卧起状，其颈脉动，时时咳，按其手足上，陷而不起者，风水。

太阳病，脉浮而紧，法当骨节疼痛，而反不疼，身体反重而酸。其人不渴，汗出即愈，此为风水。恶寒者，此为极虚，发汗得之。渴而不恶寒者，此为皮水。身肿而冷，状如周痹[5]，胸中窒，不能食，反聚痛，暮躁不眠，此为黄汗，痛在骨节。咳而喘，不渴者，此为脾胀。其形如肿，发汗即愈。然诸病此者，渴而下利，小便数者，皆不可发汗。

风水，其脉浮，浮为在表，其人能食，头痛汗出，表无佗病，病者言但下重，故从腰以上为和，腰以下当肿及阴，难以屈伸，防己黄芪汤主之。一云：风水，脉浮身重，汗出恶风者，防己黄芪汤主之。

风水，恶风，一身悉肿，脉浮不渴，续自汗出，而无大热者，越婢汤主之。

师曰：裹水者，一身面目洪肿，其脉沉。小便不利，故令病水。

假如小便自利，亡津液，故令渴也，越婢加术汤主之。一云：皮水，其脉沉，头面浮肿，小便不利，故令病水。假令小便自利，亡津液，故令渴也。

皮水之为病，四肢肿，水气在皮肤中，四肢聂聂[6]动者，防己茯苓汤主之。

跌阳脉当伏，今反紧，本自有寒，疝瘕，腹中痛。医反下之，下之则胸满短气。

跌阳脉当伏，今反数，本自有热，消谷一作消渴，小便数，今反不利，此欲作水。

寸口脉浮而迟，浮脉热，迟脉潜，热潜相抟，名曰沉。跌阳脉浮而数，浮脉热，数脉止，热止相抟，名曰伏。沉伏相抟，名曰水。沉则络脉虚，伏则小便难，虚难相抟，水走皮肤，则为水矣。

寸口脉弦而紧，弦则卫气不行，卫气不行则恶寒，水不沾流，走在肠间。

少阴脉紧而沉，紧则为痛，沉则为水，小便即难。

师曰：脉得诸沉者，当责有水，身体肿重，水病脉出者，死。

夫水病人，目下有卧蚕，面目鲜泽，脉伏，其人消渴，病水腹大，小便不利。其脉沉绝者，有水，可下之。

问曰：病下利后，渴饮水，小便不利，腹满因肿者，何也？答曰：此法当病水，若小便自利及汗出者，自当愈。

水之为病，其脉沉小，属少阴。浮者为风，无水虚胀者为气。水，发其汗即已。沉者与附子麻黄汤，浮者与杏子汤。

心水者，其身重而少气，不得卧，烦而躁，其阴大肿。

肝水者，其腹大，不能自转侧，胁下腹中痛，时时津液微生，小便续通。

肺水者，其身肿，小便难，时时鸭溏。

脾水者，其腹大，四肢苦重，津液不生，但苦少气，小便难。

肾水者，其腹大脐肿，腰痛，不得溺，阴下湿，如牛鼻上汗，其足逆冷，面又瘦—云大便反坚。

师曰：诸有水者，腰以下肿，当利小便，腰以上肿，当发汗乃愈。

师曰：寸口脉沉而迟，沉则为水，迟则为寒，寒水相抟，趺阳脉伏，水谷不化，脾气衰则鹜溏，胃气衰则身肿。

少阳脉卑，少阴脉细，男子则小便不利，妇人则经水不通。经为血，血不利则为水，名曰血分—云水分。

问曰：病者若水[7]，面目、身体、四肢皆肿，小便不利，师脉之不言水，反言胸中痛，气上冲咽，状如炙肉，当微咳喘，审如师言，其脉何类？师曰：寸口脉沉而紧，沉为水，紧为寒，沉紧相搏，结在关元，始时当微，年盛不觉，阳衰之后，荣卫相干，阳损阴盛，结寒微动，紧气上冲，喉咽塞噎，胁卜急痛。医以为留饮而大下之，气击不去，其病不除。后重吐之，胃家虚烦，咽燥欲饮水，小便不利，水谷不化，面目手足浮肿。又与葶苈圆下水，当时如小差，食饮过度，肿复如前，胸胁苦痛，像若奔豚，其水扬溢，则浮咳喘逆。当先攻击冲气，令止，乃治咳，咳止其喘自差。先治新病，病当在后。

黄汗之病，身体洪肿一作重，发热，汗出而渴，而渴，一作不渴。状如风水，汗沾衣，色正黄如柏汗[8]，其脉自沉。

问曰：黄汗之病，从何得之？师曰：以汗出入水中浴，水从汗孔入得之。黄芪芍药桂枝苦酒汤主之。

黄汗之病，两胫自冷，假令发热，此属历节。食已汗出，又身常暮卧盗汗出者，此劳气也。若汗出已，反发热者，久久其身必甲错。

发热不止者，必生恶疮。若身重，汗出已辄轻者，久久必身瞤，瞤则胸中痛，又从腰以上必汗出，下无汗，腰髋弛痛，如有物在皮中状，剧者不能食，身疼重，烦躁，小便不利，此为黄汗，桂枝加黄芪汤主之。

寸口脉迟而涩，迟则为寒，涩为血不足。跌阳脉微而迟，微则为气，迟则为寒。寒气不足，则手足逆冷，手足逆冷，则荣卫不利，荣卫不利，则腹满胁鸣相逐[9]，气转膀胱，荣卫俱劳，阳气不通则身冷，阴气不通则骨疼。阳前通则恶寒，阴前通则痹不仁。阴阳相得，其气乃行，大气[10]一转，其气乃散。实则失气，虚则遗溺，名曰气分。气分，心下坚，大如盘，边如旋杯[11]，水饮所作，桂枝去芍药加麻黄细辛附子汤主之。

心下坚，大如盘，边如旋盘，水饮所作，枳实术汤主之。

【注释】

［1］泄风：风邪外泄而出，身体发痒，汗出。

［2］痂癞：皮肤上所生之结疮痂的一种皮肤病。

［3］洪肿：身体重度浮肿。

［4］微拥：身体轻度浮肿。

［5］周痹：风寒湿邪乘虚侵入血脉、肌肉，周身游行，遍及全身者。

［6］聂聂：树叶被风微微吹动的样子。

［7］若水：患水气病。

［8］汗：《周氏医学丛书》本作"汁"。

［9］胁鸣相逐：肠鸣声连续不止。

［10］大气：胸中宗气。

［11］边如旋杯：如倒扣之覆杯一般大。

平黄疸寒热疟脉证第九

论述黄疸、疟疾、疟母之脉证、处方。

【原文】

凡黄候，其寸口脉近掌无脉，口鼻冷，并不可治。脉沉，渴欲饮水，小便不利者，皆发黄。

腹满，舌痿黄，躁不得睡，属黄家。

师曰：病黄疸，发热烦喘，胸满口躁[1]者，以发病时，火劫其汗[2]，两热所得。然黄家所得，从湿得之。一身尽发热而黄，肚热，热在里，当下之。

师曰：黄疸之病，当以十八日为期，治之十日以上为差，反剧为难治。

又曰：疸而渴者，其疸难治。疸而不渴者，其疸可治。发于阴部，其人必呕；发于阳部，其人振寒而发热也。

师曰：诸病黄家，但利其小便。假令脉浮，当以汗解之，宜桂枝加黄汤。又男子黄，小便自利，当与小建中汤。

黄疸腹满，小便不利而赤，自汗出，此为表和里实，当下之，宜大黄黄柏栀子芒硝汤。

黄疸病，小便色不变，欲自利，腹满而喘，不可除热，热除必哕。哕者，小半夏汤主之。

夫病酒黄疸，必小便不利，其喉[3]，心中热，足下热，是其证也。

心中懊侬而热，不能食，时欲吐，名曰酒疸。

酒黄疸者，或无热，靖言[4]了了，腹满欲吐，鼻燥。其脉浮者，先吐之；沉弦者，先下之。

酒疸，心中热，欲吐者，吐之即愈。

酒疸，黄色，心下结热而烦。

酒疸下之，久久为黑疸，目青面黑，中心如啖蒜齑状，大便正黑，皮肤爪之不仁。其脉浮弱，虽黑微黄，故知之。

寸口脉微而弱，微则恶寒，弱则发热。当发不发，骨节疼痛；当烦不烦，而极汗出。趺阳脉缓而迟，胃气反强。

少阴脉微，微则伤精，阴气寒冷，少阴不足，谷气反强，饱则烦满，满则发热，客热消谷，发已复饥，热则腹满，微则伤精，谷强则瘦，名曰谷寒热。

阳明病，脉迟者，食难用饱，饱则发烦，头眩者，必小便难，此欲作谷疸。虽下之，腹满如故，所以然者，脉迟故也。

师曰：寸口脉浮而缓，浮则为风，缓则为痹。痹非中风，四肢苦烦，脾色必黄，瘀热以行。

趺阳脉紧而数，数则为热，热则消谷；紧则为寒，食即满也。尺脉浮为伤肾，趺阳脉紧为伤脾。风寒相搏，食谷则眩，谷气不消，胃中苦浊[5]，浊气下流，小便不通。阴被其寒，热流膀胱，身体尽黄，名曰谷疸。

额上黑，微汗出，手足中热，薄暮则发，膀胱急，小便自利，名曰女劳疸。腹如水状，不治。

黄家，日晡所发热，而反恶寒，此为女劳得之。膀胱急，少腹满，身尽黄，额上黑，足下热，因作黑疸。其腹胀如水状，大便必黑，时溏，此女劳之病，非水也。腹满者难治。硝石矾石散主之。

夫疟脉自弦也，弦数者多热，弦迟者多寒。弦小紧者可下之，弦迟者可温药，若脉紧数者，可发汗，针灸之。浮大者，吐之。脉弦数者，风发也，以饮食消息止之。

疟病结为癥瘕，名曰疟母，鳖甲煎圆主之。

疟但见热者，温疟也。其脉平，身无寒但热，骨节疼烦，时呕，朝发暮解，暮发朝解，名曰温疟，白虎加桂枝汤主之。

疟多寒者，牡疟也，蜀漆散主之。

【注释】

［1］躁:《周氏医学丛书》本作"燥"。

［2］火劫其汗:用熏、蕴或烧针等火疗法强迫出汗。

［3］喉:《周氏医学丛书》本作"候"。

［4］靖言:言语清晰不乱。

［5］胃中苦浊:谷气不消化为浊热。

平胸痹心痛短气贲豚脉证第十

论述胸痹、心痛、短气、贲豚之病证、脉象及处方。

【原文】

师曰：夫脉当取太过与不及，阳微阴弦，则胸痹而痛。所以然者，责其极虚也。今阳虚知在上焦，所以胸痹心痛者，以其脉阴弦故也。

胸痹之病，喘息咳唾，胸背痛，短气，寸口脉沉而迟，关上小紧数者，栝蒌薤白白酒汤主之。

平人无寒热，短气不足以息者，实也。

贲豚病者，从少腹起，上冲咽喉，发作时欲死，复止，皆从惊得。其气上冲胸腹痛，及往来寒热，贲豚汤主之。

师曰：病有贲豚，有吐脓，有惊怖，有火邪，此四部病，皆从惊发得之。

平腹满寒疝宿食脉证第十一

论述腹满、寒疝、宿食之病证、脉象及处方。

【原文】

趺阳脉微弦，法当腹满，不满者必下部闭塞，大便难，两胠^{一云脚}疼痛，此虚寒从下上也，当以温药服之。

病者腹满，按之不痛为虚，痛者为实，可下之。舌黄未下者，下之黄自去。腹满时减，减复如故，此为寒，当与温药。

趺阳脉紧而浮，紧则为痛，浮则为虚，虚则肠鸣，紧则坚满。

脉双弦而迟者，必心下坚。脉大而紧者，阳中有阴也，可下之。

病腹中满痛为实，当下之。

腹满不减，减不足言，当下之。

病腹满，发热数十日，脉浮而数，饮食如故，厚朴三物汤主之。

寸口脉迟而缓，迟则为寒，缓即为气，气寒相搏，转绞而痛。

寸口脉迟而涩，迟为寒，涩为无血。

夫中寒家喜欠，其人清涕出，发热色和者，善嚏。

中寒，其人下利，以里虚也，欲嚏不能，此人肚中寒^{一作痛}。

夫瘦人绕脐痛，必有风冷，谷气不行，而反下之，其气必冲。不冲者，心下则痞。

寸口脉弦者，则胁下拘急而痛，其人啬啬恶寒也。

寸口脉浮而滑，头中痛。趺阳脉缓而迟，缓则为寒，迟则为虚，虚寒相抟，则欲食温，假令食冷，则咽痛。

寸口脉微，尺中紧而涩，紧则为寒，微则为虚，涩则血不足，故知发汗而复下之也。紧在中央，知寒尚在，此本寒气，何为发汗复下之耶？

夫脉浮而紧乃弦，状如弓弦，按之不移。脉数弦者，当下其寒。胁下偏痛，其脉紧弦，此寒也，以温药下之，宜大黄附子汤。

寸口脉弦而紧，弦则卫气不行，卫气不行则恶寒，紧则不欲食，弦紧相抟，此为寒疝。

趺阳脉浮而迟，浮则为风虚，迟则为寒疝。寒疝绕脐痛，若发则白汗出，手足厥寒，其脉沉弦者，大乌头汤主之。

问曰：人病有宿食，何以别之，师曰：寸口脉浮大，按之反涩，尺中亦微而涩，故知有宿食。

寸口脉紧如转索，左右无常者，有宿食。

寸口脉紧，即头痛，风寒，或腹中有宿食不化。

脉滑而数者，实也，有宿食，当下之。

下利，不欲食者，有宿食，当下之。

大下后，六七日不大便，烦不解，腹满痛，此有燥屎也。所以然者，本有宿食故也。

宿食在上管，当吐之。

平五脏积聚脉证第十二

论述五脏积聚、癥瘕之病证、脉象。

【原文】

问曰：病有积、有聚、有繫气[1]繫一作穀，下同，何谓也？师曰：积者，脏病也，终不移；聚者，腑病也，发作有时，展转痛移，为可治；繫气者，胁下痛，按之则愈，愈复发为繫气。夫病已愈，不得复发，今病复发，即为繫气也。

诸积大法，脉来细而附骨者，乃积也。细，一作结。寸口，积在胸中。微出寸口，积在喉中。关上，积在脐傍。上关上，积在心下。微下关，积在少腹。尺，积在气街。脉出在左，积在左，脉出在右，积在右，脉两出，积在中央。各以其部处之。

诊得肺积，脉浮而毛，按之辟易[2]，胁下气逆，背相引痛，少气，善忘，目瞑，皮肤寒，秋差夏剧，主皮中时痛，如虱缘[3]之状，甚者如针刺，时痒，其色白。

诊得心积，脉沉而芤，上下无常处，病胸满悸，腹中热，面赤嗌干，心烦，掌中热，甚即唾血，主身瘛疭，主血厥，夏差冬剧，其色赤。

诊得脾积，脉浮大而长，饥则减，饱则见，膜起与谷争减，心下累累如桃李，起见于外，腹满，呕泄，肠鸣，四肢重，足胫肿，厥不能卧，是主肌肉损，其色黄。

诊得肝积，脉弦而细，两胁下痛，邪走心下，足肿寒，胁痛引少腹，男子积疝，女子瘕淋，身无膏泽，喜转筋，爪甲枯黑，春差秋剧，其色青。

诊得肾积，脉沉而急，苦脊与腰相引痛，饥则见，饱则减，少腹里急，口干，咽肿伤烂，目䀮䀮，骨中寒，主髓厥，善忘，其色黑。

寸口脉沉而横者，胁下及腹中有横积痛，其脉弦，腹中急痛，腰背痛相引，腹中有寒，疝瘕。脉弦紧而微细，瘕也。夫寒痹、癥瘕、积聚之脉，皆弦紧。若在心下，即寸弦紧；在胃管，即关弦紧；在脐下，即尺弦紧。一曰：关脉弦长，有积在脐左右上下也。

又脉癥法，左手脉横，在左，右手脉横，在右；脉头大者在上，头小者在下。

又法：横脉见左，积在右，见右积在左。偏得洪实而滑，亦为积。弦紧亦为积，为寒痹，为疝痛。内有积不见脉，难治，见一脉一作胁相应，为易治，诸不相应，为不治。

左手脉大，右手脉小，上病在左胁，下病在左足。右手脉大，左手脉小，上病在右胁，下病在右足。

脉弦而伏者，腹中有癥，不可转也。必死不治。

脉来细而沉，时直者，身有痈肿，若腹中有伏梁。

脉来小沉而实者，胃中有积聚，不下食，食即吐。

【注释】

[1] 繫气：气机郁滞一类的病证。

[2] 辟易：退避，避开。

[3] 虱缘：虱虫爬行。

平惊悸衄吐下血胸满瘀血脉证第十三

论述惊、悸、衄吐、下血、吐血、胸满、瘀血之脉证。

【原文】

寸口脉动而弱，动则为惊，弱则为悸。

跌阳脉微而浮，浮则胃气虚，微则不能食，此恐惧之脉，忧迫所作也。惊生病者，其脉止而复来，其人目睛不转，不能呼气。

寸口脉紧，跌阳脉浮，胃气则虚。

寸口脉紧，寒之实也。寒在上焦，胸中必满而噎。胃气虚者，跌阳脉浮，少阳脉紧，心下必悸。何以言之？寒水相抟，二气相争，是以悸。

脉得诸涩濡弱，为亡血。

寸口脉弦而大，弦则为减，大则为芤。减则为寒，芤则为虚。寒虚相抟，此名为革。妇人则半产漏下，男子则亡血。

亡血家，不可攻其表，汗出则寒栗而振。

问曰：病衄连日不止，其脉何类？师曰：脉来轻轻在肌肉，尺中自溢一云尺脉浮，目睛晕黄，衄必未止。晕黄去，目睛慧了，知衄今止。

师曰：从春至夏发衄者太阳，从秋至冬发衄者阳明。

寸口脉微弱，尺脉涩弱，则发热，涩为无血，其人必厥，微呕。夫厥，当眩不眩，而反头痛，痛为实，下虚上实必衄也。

太阳脉大而浮，必衄、吐血。

病人面无血色，无寒热，脉沉弦者，衄也。

衄家，不可发其汗，汗出必额上促急而紧，直视而不能眴，不得眠。

脉浮弱，手按之绝者，下血，烦咳者，必吐血。

寸口脉微而弱，气血俱虚，男子则吐血，女子则下血。呕吐、汗出者，为可。

趺阳脉微而弱，春以胃气为本，吐利者为可，不者，此为有水气，其腹必满，小便则难。

病人身热，脉小绝者，吐血，若下血，妇人亡经，此为寒，脉迟者，胸上有寒，悸气喜唾。

脉有阴阳，趺阳、少阴脉皆微，其人不吐下，必亡血。

脉沉为在里，荣卫内结，胸满，必吐血。

男子盛大，其脉阴阳微，趺阳亦微，独少阴浮大，必便血而失精。设言淋者，当小便不利。

趺阳脉弦，必肠痔下血。

病人胸满，唇痿，舌青，口燥，其人但欲漱水不欲咽，无寒热，脉微大来迟，腹不满，其人言我满，为有瘀血。当汗出不出，内结亦为瘀血。病者如热状，烦满，口干燥而渴，其脉反无热，此为阴伏，是瘀血也，当下之。

下血，先见血，后见便，此近血也；先见便，后见血，此远血也。

平呕吐哕下利脉证第十四

论述呕吐、哕、下利之病证、脉象。

【原文】

呕而脉弱，小便复利，身有微热，见厥者，难治。

趺阳脉浮者，胃气虚，寒气在上，忧气在下，二气并争，但出不入，其人即呕而不得食，恐怖而死，宽缓即差。

夫呕家有痈脓者，不可治呕，脓尽自愈。

先呕却渴者，此为欲解。先渴却呕者，为水停心下，此属饮家。

呕家本渴，今反不渴者，以心下有支饮也。

问曰：病人脉数，数为热，当消谷引食，而反吐者，何也？师曰：以发其汗，令阳微，膈气虚，脉乃数，数为客热，不能消谷，胃中虚冷，故吐也。

阳紧阴数，其人食已即吐，阳浮而数，亦为吐。

寸紧尺涩，其人胸满，不能食而吐，吐止者为下之，故不能食，设言未止者，此为胃反，故尺为之微涩也。

寸口脉紧而芤，紧则为寒，芤则为虚，虚寒相抟，脉为阴结而迟，其人则噎。关上脉数，其人则吐。

脉弦者，虚也。胃气无余，朝食暮吐，变为胃反，寒在于上，医反下之，今脉反弦，故名曰虚。

趺阳脉微而涩，微则下利，涩则吐逆，谷不得入也。

寸口脉微而数，微则无气，无气则荣虚，荣虚则血不足，血不足则胸中冷。

跌阳脉浮而涩,浮则为虚,涩则伤脾,脾伤则不磨,朝食暮吐,暮食朝吐,宿谷不化,名曰胃反。脉紧而涩,其病难治。

夫吐家,脉来形状如新卧起。

病人欲吐者,不可下之。

呕吐而病在膈上,后思水者,解,急与之。思水者,猪苓散主之。哕而腹满,视其前后,知何部不利,利之即愈。

夫六腑气绝于外者,手足寒,上气,脚缩。五脏气绝于内者,下利不禁,下甚者,手足不仁。

下利,脉沉弦者,下重,其脉大者,为未止。脉微弱数者,为欲自止,虽发热不死。

脉滑,按之虚绝者,其人必下利。

下利,有微热,其人渴。脉弱者,今自愈。

下利,脉数,若微发热,汗自出者,自愈。设脉复紧,为未解。

下利,寸脉反浮数,尺中自涩,其人必清脓血。

下利,手足厥,无脉,灸之不温,若脉不还,反微喘者,死。

少阴负跌阳者为顺也。

下利,脉数而浮—作渴者,今自愈。设不差,其人必清脓血,以有热故也。

下利后,脉绝,手足厥冷,时脉还,手足温者,生。脉不还者,死。

下利,脉反弦,发热身汗者,自愈。

下利气者,当利其小便。

下利清谷,不可攻其表,汗出必胀满,其脏寒者,当下之。

下利，脉沉而迟，其人面少赤，身有微热。

下利清谷，必郁冒，汗出而解，其人微厥。所以然者，其面戴阳，下虚故也。

下利，腹胀满，身体疼痛，先温其里，乃攻其表。

下利，脉迟而滑者，实也。利未欲止，当下之。

下利，脉反滑者，当有所去，下乃愈。

下利差，至其年月日时复发，此为病不尽，当复下之。

下利而谵语者，为有燥屎也，宜下之。

下利而腹痛满，为寒实，当下之。

下利，腹中坚者，当下之。

下利后更烦，按其心下濡者，为虚烦也。

下利后，脉三部皆平，按其心下坚者，可下之。

下利，脉浮大者，虚也，以强下之故也。设脉浮革，因尔肠鸣，当温之。

病者痿黄，躁而不渴，胃中寒实，而下利不止者，死。

夫风寒下者，不可下之，下之后，心下坚痛。脉迟者，为寒，但当温之。脉沉紧，下之亦然。脉大浮弦，下之当已。

平肺痿肺痈咳逆上气淡饮脉证第十五

论述肺痿、肺痈、咳逆上气、痰饮之病证、脉象及处方。

【原文】

问曰：热在上焦者，因咳为肺痿。肺痿之病，从何得之？师曰：或从汗出，或从呕吐，或从消渴，小便利数，或从便难，数被快药[1]下利，重亡津液，故得之。

寸口脉不出，而反发汗，阳脉早索[2]，阴脉不涩，三焦踟蹰[3]，入而不出，阴脉不涩，身体反冷，其内反烦，多唾，唇燥，小便反难，此为肺痿。伤于津液，便如烂瓜，亦如豚脑，但坐[4]发汗故也。

肺痿，其人欲咳不得咳，咳则出干沫[5]，久久小便不利，甚则脉浮弱。

肺痿，吐涎沫而不咳者，其人不渴，必遗溺，小便数。所以然者，以上虚不能制下也。此为肺中冷，必眩，多涎唾，甘草干姜汤以温其脏。

师曰：肺痿咳唾，咽燥欲饮水者，自愈。自张口者，短气也。咳而口中自有津液，舌上苔滑，此为浮寒，非肺痿也。

问曰：寸口脉数，其人咳，口中反有浊唾涎沫者，何也？师曰：此为肺痿之病。若口中辟辟[6]燥，咳则胸中隐隐痛，脉反滑数，此为肺痈。

咳唾脓血，脉数虚者，为肺痿；脉数实者，为肺痈。

问曰：病咳逆，脉之何以知此为肺痈？当有脓血，吐之则死，后竟吐脓死。其脉何类？

师曰：寸口脉微而数，微则为风，数则为热；微则汗出，数则恶寒。风中于卫，呼气不入；热过于荣，吸而不出。风伤皮毛，热伤血脉。风舍于肺，其人则咳，口干，喘满，咽燥不渴，多唾浊沫，时时振寒。热之所过，血为凝滞，畜结痈脓，吐如米粥。始萌可救，脓成则死。

咳而胸满，振寒，脉数，咽干不渴，时时出浊唾腥臭，久久吐脓如粳米粥者，为肺痈，桔梗汤主之。

肺痈，胸满胀，一身面目浮肿，鼻塞清涕出，不闻香臭酸辛，咳逆上气，喘鸣迫塞，葶苈大枣泻肺汤主之。

寸口脉数，趺阳脉紧，寒热相抟，故振寒而咳。趺阳脉浮缓，胃气如经[7]，此为肺痈。

问曰：振寒发热，寸口脉滑而数，其人饮食起居如故，此为痈肿病。医反不知，而以伤寒治之，应不愈也。何以知有脓？脓之所在，何以别知其处？

师曰：假令脓在胸中者，为肺痈。其人脉数，咳唾有脓血。设脓未成，其脉自紧数。紧去但数，脓为已成也。夫病吐血，喘咳上气，其脉数，有热，不得卧者，死。上气，面浮肿，肩息，其脉浮大，不治。又加利尤甚。上气燥而喘者，属肺胀，欲作风水，发汗则愈。一云：咳而上气，肺胀。其脉沉，心下有水气也。《要略》《千金》《外台》沉作浮。

夫酒客咳者，必致吐血，此坐极饮过度所致也。

咳家，脉弦，为有水，可与十枣汤下之。咳而脉浮，其人不咳不食，如是四十日乃已一云三十日。咳而时发热，脉卒弦者，非虚也。此为胸中寒实所致也，当吐之。咳家，其脉弦，欲行吐药，当相人强弱而无热，乃可吐之。其脉沉者，不可发汗。久咳数岁，其脉弱者，可治；实大数者，不可治。其脉虚者，必苦冒，其人本有支饮在胸中故也，治属饮家。

问曰：夫饮有四，何谓也？师曰：有淡饮<small>一云留饮</small>，有悬饮，有溢饮，有支饮。

问曰：四饮何以为异？师曰：其人素盛今瘦，水走肠间，沥沥有声，谓之淡饮。饮后水流在胁下，咳唾引痛，谓之悬饮。饮水流行，归于四肢，当汗出而不汗出，身体疼重，谓之溢饮。咳逆倚息，短气不得卧，其形如肿，谓之支饮。

留饮者，胁下痛引缺盆，咳嗽转盛。<small>一云辄已。</small>

胸中有留饮，其人短气而渴，四肢历节痛，其脉沉者，有留饮。

夫心下有留饮，其人背寒冷大如手。病者脉伏，其人欲自利，利者反快，虽利，心下续坚满，此为留饮欲去故也。甘遂半夏汤主之。

病淡饮者，当以温药和之。

心下有淡饮，胸胁支满，目眩，甘草<small>草一作遂</small>汤主之。

病溢饮者，当发其汗，小青龙汤主之。

支饮，亦喘而不能卧，加短气，其脉平也。

膈间支饮，其人喘满，心下痞坚，面色黧黑，其脉沉紧，得之数十日，医吐下之，不愈，木防己汤主之。

心下有支饮，其人苦冒眩，泽泻汤主之。

呕家本渴，渴者为欲解，今反不渴，心下有支饮故也，小半夏汤主之。

夫有支饮家，咳烦，胸中痛者，不卒死，至一百日或一岁，可与十枣汤。

膈上之病，满喘咳吐，发则寒热，背痛，腰疼，目泣自出，

目泣自出，一作目眩。其人振振身瞤剧，必有伏饮。

夫病人饮水多，必暴喘满。凡食少饮多，心下水停，甚者则悸，微者短气。脉双弦者，寒也。皆大下后喜虚。脉偏弦者，饮也。肺饮不弦，但喜喘短气。

病人一臂不随，时复转移在一臂，其脉沉细，非风也。必有饮在上焦。其脉虚者为微劳，荣卫气不周故也，久久自差。一云冬自差。

腹满，口苦干燥，此肠间有水气也，防己椒目葶苈大黄圆主之。

假令瘦人脐下悸，吐涎沫而癫眩者，水也，五苓散主之。

先渴却呕，为水停心下，此属饮家，半夏加茯苓汤主之。

水在心，心下坚筑，短气，恶水不欲饮。水在肺，吐涎沫，欲饮水。水在脾，少气身重。水在肝，胁下支满，嚏而痛。水在肾，心下悸。

【注释】

［1］快药：泻药。

［2］索：穷尽。

［3］踟蹰：忧郁徘徊。

［4］坐：错误，过失。

［5］干沫：水分少的痰沫。

［6］辟辟：形容干燥。

［7］如经：像平常一样。

平痈肿肠痈金疮侵淫脉证第十六

论述痈肿肠痈金疮浸淫疮之病证、脉象及处方。

【原文】

脉数，身无热，内有痈也。一云：腹无积聚，身体（一本作无）热，脉数，此为肠有脓，薏苡附子败酱汤主之。

诸浮数脉，应当发热，而反洒淅恶寒，若有痛处，当发其痈。

脉微而迟，必发热，弱而数，为振寒，当发痈肿。

脉浮而数，身体无热，其形嘿嘿，胸中微燥—作胃中微燥，不知痛之所在，此人当发痈肿。

脉滑而数，数则为热，滑则为实，滑则主荣，数则主卫，荣卫相逢，则结为痈。热之所过，则为脓也。

师曰：诸痈肿，欲知有脓与无脓，以手掩肿上，热者为有脓，不热者为无脓。

问曰：官羽林[1]妇病，医脉之，何以知妇人肠中有脓，为下之则愈？师曰：寸口脉滑而数，滑则为实，数则为热，滑则为荣，数则为卫，卫数下降，荣滑上升。荣卫相干，血为浊败，少腹痞坚，小便或涩，或时汗出，或复恶寒，脓为已成。设脉迟紧，聚为瘀血，血下则愈。

肠痈之为病，其身体甲错，腹皮—作支急，按之濡如肿状。肠痈者，少腹肿，按之则痛，小便数如淋，时时发热，自汗出，复恶寒，其脉迟紧者，脓未成，可下之，当有血。脉洪数者，脓已成，不可下也，大黄牡丹汤主之。

问曰：寸口脉微而涩，法当亡血，若汗出，设不汗者云何？答曰：若身有疮，被刀器所伤，亡血故也。

侵淫疮，从口起流向四肢者，可治；从四肢流来入口者，不可治。

【注释】

［1］羽林：古禁卫官名称，羽林郎、羽林军。

新刊王氏脉经卷第九

平妊娠分别男女将产诸证第一

论述妇女妊娠、将产、分别胎儿男女之诊脉方法及脉象。

【原文】

脉平而虚者，乳子法[1]也。经云：阴搏阳别[2]，谓之有子。此是血气和调，阳施阴化也。诊其手少阴脉动甚者，妊子也。少阴，心脉也。心主血脉。又肾名胞门子户。尺中肾脉也，尺中之脉，按之不绝，法妊娠也。三部脉沉浮正等[3]，按之无绝者，有娠也。妊娠初时，寸微小，呼吸五至。三月而尺数也。脉滑疾，重以手按之散者，胎已三月也。脉重手按之不散，但疾不滑者，五月也。妇人妊娠四月，欲知男女法，左疾为男，右疾为女，俱疾为生二子。

又法：得太阴脉为男，得太阳脉为女。太阴脉沉，太阳脉浮。

又法：左手沉实为男，右手浮大为女。左右手俱沉实，猥生[4]二男。左右手俱浮大，猥生二女。

又法：尺脉左偏大为男，右偏大为女，左右俱大，产二子。大者如实状。

又法：左右尺俱浮，为产二男，不尔则女作男生。左右尺俱沉为产二女，不尔则男作女生也。

又法：遣妊娠人面南行，还复呼之，左回首者是男，右回首者是女也。

又法：看上圊时，夫从后急呼之，左回首是男，右回首是女也。

又法：妇人妊娠，其夫左乳房有核是男，右乳房有核是女也。

妇人怀娠离经，其脉浮，设腹痛引腰脊，为今欲生也。但离经者，不病也。

又法：妇人欲生，其脉离经，夜半觉，日中则生也。

【注释】

［1］乳子法：哺乳期的诊脉法。

［2］阴搏阳别：阴指尺脉，阳指寸脉。阴搏即尺脉滑利搏手；阳别即寸脉平和有别于尺。尺脉搏动显著地滑于寸脉，称阴搏阳别。多见于妊娠。

［3］正等：相等，相同。

［4］猥生：双生胎。

平妊娠胎动血分水分吐下腹痛证第二

论述妊娠期各月经脉所主，妊娠病之脉证、治法。

【原文】

妇人怀胎，一月之时，足厥阴脉养。二月，足少阳脉养。三月，手心主脉养。四月，手少阳脉养。五月，足太阴脉养。六月，足阳明脉养。七月，手太阴脉养。八月，手阳明脉养。九月，足少阴脉养。十月，足太阳脉养。诸阴阳各养三十日活儿。手太阳、少阴不养者，下主月水，上为乳汗[1]，活儿养母。怀娠者不可灸刺其经，必堕胎。

妇人怀娠三月而渴，其脉反迟者，欲为水分。复腹痛者，必堕胎。

脉浮汗出者，必闭[2]。其脉数者，必发痈脓。五月、六月脉数者，必向坏。脉紧者，必胞漏。脉迟者，必腹满而喘。脉浮者，必水坏为肿。

问曰：有一妇人，年二十所，其脉浮数，发热呕咳，时下利，不欲食。脉复浮，经水绝，何也？师曰：法当有娠，何以故？此虚家法当微弱，而反浮数，此为戴阳。阴阳和合，法当有娠。到立秋，热当自去。何以知然？数则为热，热者是火，火是木之子，死于未。未为六月位，土王，火休废，阴气生，秋节气至，火气当罢，热自除去，其病即愈。

师曰：乳后三月有所见，后三月来，脉无所见，此便是躯[3]。有儿者护之，恐病利也，何以故？怀娠阳气内养，乳中虚冷，故令儿利。

妇人怀娠六月七月，脉弦发热，其胎逾腹，腹痛恶寒，寒者小腹如扇[4]之状。所以然者，子脏开故也，当以附子汤温其脏。

妇人妊娠七月，脉实大牢强者生，沉细者死。

妇人妊娠八月，脉实大牢强弦紧者生，沉细者死。

妇人怀躯六月七月，暴下斗余水，其胎必倚而堕，此非时，孤浆[5]预下故也。

师曰：寸口脉洪而涩，洪则为气，涩则为血。气动丹田，其形即温。涩在于下，胎冷若冰。阳气胎活，阴气必终。欲别阴阳，其下必僵。假令阳终，畜然[6]若杯。

问曰：妇人妊娠病，师脉之，何以知此妇人双胎，其一独死，其一独生？而为下其死者，其病即愈，然后竟免躯，其脉何类？何以别之？

师曰：寸口脉，卫气平调，荣气缓舒。阳施阴化，精盛有余，阴阳俱盛，故成双躯。今少阴微紧，血即浊凝，经养不周，胎则偏夭。少腹冷满，膝膑疼痛，腰重起难，此为血理。若不早去，害母失胎。

师曰：妇人有胎，腹痛，其人不安，若胎病不长，欲知生死，令人摸之，如覆杯者则男，如肘头参差起者女也。冷在何面？冷者为死，温者为生。

师曰：妇人有漏下者，有中生后，因续下血，都不绝者，有妊娠下血者。假令妊娠腹中痛，为胞漏—云阻，胶艾汤主之。

妇人妊娠，经断三月，而得漏下，下血四十日不止，胎欲动，在于脐上，此为[7]。妊娠六月动者，前三月经水利时，胎也。下血者，后断三月，衃也。所以下血不止者，其癥不去故也。当下其癥，宜桂枝茯苓圆。

问曰：妇人病，经水断一二月，而反经来，今脉反微涩，何也？师曰：此前月中，若当下利，故令妨经。利止，月经当自下，此非躯也。

妇人经自断而有躯，其脉反弦，恐其后必大下，不成躯也。

妇人怀躯七月而不可知，时时衄血而转筋者，此为躯也。衄时嚏而动者，非躯也。

脉来近去远，故曰反，以为有躯，而反断，此为有阳无阴故也。

妇人经月下，但为微少。师脉之，反言有躯，其后审然，其脉何类？何以别之？师曰：寸口脉阴阳俱平，荣卫调和，按之滑，浮之则轻，阳明、少阴，各如经法，身反洒淅，不欲食饮，头痛心乱，呕哕欲吐，呼则微数，吸则不惊，阳多气溢，阴滑气盛，滑则多实，六经养成，所以月见，阴见阳精，汁凝胞散，散者损堕。设复阳盛，双妊二胎。今阳不足，故令激经[8]也。

妇人妊娠，小便难，饮如故，当归贝母苦参圆主之。

妇人妊娠，有水气，身重，小便不利，洒洒恶寒，起即头眩，葵子茯苓散主之。

妇人妊娠，宜服当归散，即易产无疾苦。

师曰：有一妇人来诊一作脉，自道经断不来。师言：一月为衃，二月为血，三月为居经。是定作躯也，或为血积，譬如鸡乳子，热者为禄[9]，寒者多浊[10]，且当须后月复来，经当入月几日来。假令以七日所来，因言且须后月十日所来相间。设其主复来者，因脉之，脉反沉而涩，因问曾经半生，若漏下亡血者，定为有躯。其人言实有是，宜当护之。今经微弱，恐复不安。设言当奈何？当为合药治之。

师曰：有一妇人来诊，自道经断，即去，师曰：一月血为闭，二月若有若无，三月为血积，譬如鸡伏子，中寒即浊，中热即禄，欲令胎寿，当治其母，侠寒怀子，命则不寿也。譬如鸡伏子，试取鸡一毛拔去，覆子不遍，中寒者浊。今夫人有躯，少腹寒，手掌反逆，奈何得有躯？妇人因言，当奈何？师曰：当与温经汤。设与夫家俱来者，有躯。与父母家俱来者，当言寒多，久不作躯。

师曰：有一妇人来诊，因言阴阳俱和调，阳气长，阴气短，但出不入，去近来远，故曰反。以为有躯，偏反血断，断来几日，假令审实者，因言急当治，恐经复下。设令宫中人，若寡妇无夫，曾夜梦寐交通，邪气或怀久作癥瘕，急当治下，服二汤。设复不愈，因言发汤当中下胎，而反不下，此何等意邪？可使且将视赤乌一作赤马。

师曰：若宫里张氏不差，复来相问。臣亿等详此文理脱误不属，无本可校，以示阙疑，余皆效此。

师曰：脉妇人得平脉，阴脉小弱，其人渴，不能食，无寒热，名为躯，桂枝主之，法六十日当有娠。设有医治逆者，却一月加吐下者，则绝之。方在《伤寒》中。

妇人脉平而虚者，乳子法也。平而微者实，奄续[11]法也。而反微涩，其人不亡血、下利，而反甚，其脉虚，但坐乳大儿及乳小儿，此自其常，不能令甚虚竭，病与亡血虚等，必眩冒而短气也。

师曰：有一妇人好装衣来诊，而得脉涩，因问曾乳子、下利，乃当得此脉耳。曾半生、漏下者，可。设不者，经断三月六月。设乳子、漏下，可为奄续，断小儿勿乳，须利止复来相问，脉之。

师曰：寸口脉微迟，尺微于寸，寸迟为寒，在上焦，但当吐耳。今尺反虚，复为强下之，如此，发胸满而痛者，必吐血，少腹痛、腰脊痛者，必下血。师曰：寸口脉微而弱，气血俱虚，若下血、呕吐、汗出者可；不者，趺阳脉微而弱。春以胃气为本，吐利者可；不者，此为水气，其腹必满，小便则难。

妇人常呕吐而胃反，若常喘—作多唾，其经又断，设来者，必少。

师曰：有一妇人，年六十所，经水常自下，设久得病利，少腹坚满者为难治。

师曰：有一妇人来诊，言经水少，不知前者，何也？师曰：曾更下利，若汗出、小便利者可。何以故？师曰：亡其津液，故令经水少。设经下反多于前者，当所苦困。当言恐大便难，身无复汗也。

师曰：寸口脉沉而迟，沉则为水，迟则为寒，寒水相抟，趺阳脉伏，水谷不化，脾气衰则鹜溏，胃气衰则身体肿。少阳脉卑，少阴脉细，男子则小便不利，妇人则经水不通，经为血，血不利则为水，名曰血分—作水分。

师曰：寸口脉沉而数，数则为出，沉则为入，出则为阳实，入则为阴结。趺阳脉微而弦，微则无胃气，弦则不得息。少阴脉沉而滑，沉则为在里，滑则为实，沉滑相抟，血结胞门，其藏不泻，经络不通，名曰血分。

问曰：病有血分，何谓也？师曰：经水前断，后病水，名曰血分。此病为难治。

问曰：病有水分，何谓也？师曰：先病水，后经水断，名曰水分。此病易治，何以故？去水，其经自当下。

脉濡而弱，弱反在关，濡反在巅。迟在上，紧在下。迟则为寒，名曰浑。阳浊则湿，名曰雾。紧则阴气栗，脉反濡弱，濡则中湿，弱则中寒，寒湿相搏，名曰痹。腰脊骨节苦烦，肌为不仁，此当为痹。而反怀躯，迟归经，体重，以下脚为胕肿，按之没指，腰冷不仁，此为水怀[12]。喘则倚息，小便不通，紧脉为呕，血气无余，此为水分。荣卫乖亡，此为非躯。

【注释】

[1] 汗：《周氏医学丛书》本作"汁"。

[2] 闭：此处指热邪壅盛。

[3] 躯：妊娠。

[4] 如扇：如扇风样阵阵作冷。

[5] 孤浆：亦名胞浆、胎浆，即羊水。

[6] 畜然：蓄积的样子。

[7] 为：《金匮要略》此后有"癥痼害"三字。

[8] 激经：又叫"盛胎"或"垢胎"。是指怀孕以后，"月经"仍按月来潮，但是血量和持续时间相对较短，且对孕妇和胎儿没有明显影响，属于一种生理现象。

[9] 禄：顺，有生机。

[10] 浊：逆，无生机。

[11] 奄续：继续妊娠。

[12] 水怀：蓄水。

平产后诸病郁冒中风发热烦呕下利证第三

论述产后诸病之脉证、处方。

【原文】

问曰：新产妇人有三病：一者病痉亦作痓，二者病郁冒，三者大便难，何谓也？师曰：新产亡血虚，多汗出，喜中风，故令病。何故郁冒？师曰：亡血复汗，寒多，故令郁冒。何故大便难？师曰：亡津液，胃燥，故大便难。产妇郁冒，其脉微弱，呕不能食，大便反坚，但顾[1]汗出，所以然者，血虚而厥，厥而必冒，冒家欲解，必大汗出，以血虚下厥，孤阳上出，故但顾汗出。所以生妇[2]喜汗出者，亡阴血虚，阳气独盛，故当汗出，阴阳乃复。所以便坚者，呕不能食也，小柴胡汤主之。病解能食，七八日而更发热者，此为胃热气实，承气汤主之。方在《伤寒》中。

妇人产得风，续之数十日不解，头微痛，恶寒，时时有热，心下坚，干呕，汗出，虽久，阳旦证续在，可与阳旦，方在《伤寒》中，桂枝是也。

妇人产后，中风发热，面正赤，喘而头痛，竹叶汤主之。

妇人产后腹中疠痛[3]，可与当归羊肉汤。

师曰：产妇腹痛，烦满不得卧，法当枳实芍药散主之。假令不愈者，此为腹中有干血着脐下，与下瘀血汤。

妇人产后七八日，无太阳证，少腹坚痛，此恶露不尽。不大便四五日，跌阳脉微，实再倍，其人发热，日晡所烦躁者，不能食，谵语，利之则愈，宜承气汤。以热在里，结在膀胱也。方在《伤寒》中。

　　妇人产中虚，烦乱呕逆，安中益气，竹皮大圆主之。

　　妇人热利，重下，新产虚极，白头翁加甘草汤主之。《千金方》又加阿胶。

【注释】

［1］颠:《周氏医学丛书》本作"头"。

［2］生妇：产妇。

［3］疠痛：指疼痛延绵不断。

平带下绝产无子亡血居经证第四

论述妇人带下、绝产、经期失调等脉证、处方。

【原文】

师曰：妇人带下、六极之病[1]，脉浮则为肠鸣腹满，紧则为腹中痛，数则为阴中痒，痛则生疮，弦则阴疼掣痛。

师曰：带下有三门，一曰胞门，二曰龙门，三曰玉门。已产属胞门，未产属龙门，未嫁女属玉门。

问曰：未出门女有三病，何谓也？师曰：一病者，经水初下，阴中热，或有当风，或有扇者。二病者，或有以寒水洗之。三病者，或见丹下[2]，惊怖得病，属带下。

师曰：妇人带下，九实[3]中事，假令得鼠乳之病，剧易当剧[4]，有期，当庚辛为期。余皆仿此。

问曰：有一妇人，年五十所，病但苦背痛，时时腹中痛，少食多厌，喜膜胀，其脉阳微，关尺小紧，形脉不相应，愿知所说。师曰：当问病者饮食何如。假令病者言，我不欲饮食，闻谷气臭者，病为在上焦。假令病者言，我少多为欲食，不食亦可，病为在中焦。假令病者言，我自饮食如故，病为在下焦，为病属带下，当以带下治之。

妇人带下，经水不利，少腹满痛，经一月再见，上瓜根散主之。

妇人带下，脉浮，恶寒，漏下者，不治。

师曰：有一妇人将一女子年十五所来诊，言女年十四时经水自下，今经反断，其母言恐怖。师曰：言此女为是夫人亲女，非耶？若亲者，当相为说之。妇人因答言：自是女尔。师曰：所以问者无他，夫人年十四时，亦以经水下，所以断，此为避年，勿怪，后当自下。

妇人少腹冷，恶寒久，年少者得之，此为无子；年大者得之，绝产。

师曰：脉微弱而涩，年少得此为无子，中年得此为绝产。

师曰：少阴脉浮而紧，紧则疝瘕，腹中痛，半产而堕伤。浮则亡血，绝产，恶寒。

师曰：肥人脉细，胞有寒，故令少子。其色黄者，胸上有寒。

妇人少腹碨_{音衮}磊_{力罪切}转痛[5]，而复自解，发作无常，经反断，膀胱中结坚急痛，下引阴中，气冲者，久必两胁拘急。

问曰：妇人年五十所，病下利，数十日不止，暮则发热，少腹里急痛，腹满，手掌热，唇口干燥，何也？师曰：此病属带下，何以故？曾经半产，瘀血在少腹中不去。何以知之？其证唇口干燥，故知之。当与温经汤。

问曰：妇人病下利，而经水反断者，何也？师曰：但当止利，经自当下，勿怪。所以利不止而血断者，但下利亡津液，故经断。利止，津液复，经当自下。

妇人血下，咽干而不渴，其经必断，此荣不足，本自有微寒，故不引饮。渴而引饮者，津液得通，荣卫自和，其经必复下。

师曰：寸口脉微而涩，微则卫气不足，涩则血气无余。卫不足，其息短，其形燥；血不足，其形逆，荣卫俱虚，言语谬误。趺阳脉浮而涩，涩则胃气虚，虚则短气，咽燥而口苦，胃气涩则失液。少阴脉微而迟，微则无精，迟则阴中寒，涩则血不来，此为居经，三月一来。

师曰：脉微，血气俱虚，年少者亡血也。乳子、下利为可，不者，此为居经，三月一来。

问曰：妇人妊娠三月，师脉之，言此妇人非躯，今月经当下，其脉何类？何以别之？师曰：寸口脉，卫浮而大，荣反而弱，浮大则气强，反弱则少血，孤阳独呼，阴不能吸，二气不停，卫降荣竭，阴为积寒，阳为聚热，阳盛不润，经络不足，阴虚阳往一作实，故令少血。时发洒淅，咽燥汗出，或溲稠数，多唾涎沫，此令重虚。津液漏泄，故知非躯，畜烦满洫[6]，月禀一经，三月一来，阴盛则泻，名曰居经。

问曰：妇人年五十所，一朝而清血[7]，二三日不止，何以治之？师曰：此妇人前绝生，经水不下，今反清血，此为居经，不须治，当自止。经水下常五日止者，五日愈。妇人月经一月再来者，经来，其脉欲自如常。而反微，不利，不汗出者，其经二月必来。

【注释】

[1]六极之病：指血极、筋极、肉极、气极、骨极、精极六种劳伤虚损性病证。

[2]丹下：红色液体流下。

[3]九实：众多实证。九，泛化词，形容多。

[4]剧易当剧：从轻重程度言，当较严重。

[5]碾磊转痛：痉挛转筋之疼痛。

[6]洫：田间水道。

[7]清血：瘀血排出清除。

平郁冒五崩漏下经闭不利腹中诸病证第五

论述妇人郁冒、崩漏、经闭、腹中诸证之脉证、处方。

【原文】

问曰：妇人病经水适下，而发其汗，则郁冒不知人，何也？师曰：经水下，故为里虚，而发其汗，为表复虚，此为表里俱虚，故令郁冒也。

问曰：妇人病如癫疾郁冒，一日二十余发，师脉之，反言带下，皆如师言，其脉何类？何以别之？师曰：寸口脉濡而紧，濡则阳气微，紧则荣中寒，阳微卫气虚，血竭凝寒，阴阳不和，邪气舍于荣卫，疾疾_{一作候}起年少，时经水来以合房室，移时过度，精感命门开，经下血虚，百脉皆张，中极感阳动，微风激成寒，因虚舍荣卫，冷积于丹田，发动上冲，奔在胸膈，津液掩口入，涎唾涌溢出，眩冒状如厥，气冲髀里热，粗医名为癫，灸之因大剧。

问曰：妇人病苦气上冲胸，眩冒，吐涎沫，髀里气冲热，师脉之，不名带下，其脉何类？何以别之？师曰：寸口脉沉而微，沉则卫气伏，微则荣气绝，阳伏则为疹，阴绝则亡血。病当小便不利，津液闭塞，今反小便通，微汗出，沉变为寒，咳逆呕沫，其肺成痿。津液竭少，亡血损经络，因寒为气厥，手足苦痹，气从丹田起，上至胸胁，沉寒怫郁于上，胸中窒塞，气历阳部，面翕如醉，形体似肥，此乃浮虚，医反下之、长针，复重虚荣卫，久发眩冒，故知为血厥也。

问曰：五崩何等类？师曰：白崩者形如涕，赤崩者形如绛津，黄崩者形如烂瓜，青崩者形如蓝色，黑崩者形如衄血也。

师曰：有一妇人来，脉反得微涩，法当吐，若下利，而言不。因言夫人年几何，夫人年七七四十九，经水当断，反至今不止，以故致此虚也。

寸口脉弦而大，弦则为减，大则为芤，减则为寒，芤则为虚，寒虚相抟，脉则为革，妇人则半产、漏下，旋覆花汤主之。

妇人陷经[1]漏下，黑不解，胶姜汤主之。

妇人经水不利，抵当汤主之。在《伤寒》中。

妇人经水闭不利，脏坚僻不止[2]，中有干血，下白物[3]，矾石圆主之。

妇人腹中诸疾痛，当归芍药散主之。一云治怀妊腹中疼痛。

妇人腹中痛，小建中汤主之。方在《伤寒》中。一云：腹中痛，小便利，理中汤主之。

【注释】

[1] 陷经：经血不止。

[2] 脏坚僻不止：子宫坚硬不散。

[3] 白物：白带。

平咽中如有炙腐喜悲热入血室腹满证第六

论述咽中有物、喜悲伤、热入血室、腹满之脉证、处方。

【原文】

妇人咽中如有炙腐[1]状，半夏厚朴汤主之。

妇人脏燥，喜悲伤，欲哭，像如神灵所作，数欠，甘草小麦汤主之。

妇人中风，发热恶寒，经水适来，得之七八日，热除，脉迟，身凉，胸胁下满如结胸状，其人谵语，此为热入血室。当刺期门，随其虚实而取之。

妇人中风七八日，续有寒热，发作有时，经水适断者，此为热入血室，其血必结，故使如疟状，发作有时，小柴胡汤主之。方在《伤寒》中。

妇人伤寒发热，经水适来，昼日了了[2]，暮则谵语，如见鬼状，此为热入血室，无犯胃气，若上二焦，必当自愈二字疑。

阳明病，下血而谵语，此为热入血室。但头汗出者，当刺期门，随其实而写之，濈然汗出者则愈。

妇人少腹满如敦敦[3]状《要略》云满而热，小便微难而不渴，生后生后疑者，此为水与血并结在血室，大黄甘遂汤主之。

【注释】

[1] 炙腐：炙烤的肉块。腐，烂也。

[2] 了了：神志清楚。

[3] 敦敦：膨满的样子。

平阴中寒转胞阴吹阴生疮脱下证第七

论述阴中寒、转胞、阴吹、阴疮、阴挺之脉证、处方。

【原文】

妇人阴寒，温中坐药[1]，蛇床子散主之。

妇人着坐药，强下其经，目眶为痛，足跟难以践地，心中状如悬。

问曰：有一妇人病，饮食如故，烦热不得卧，而反倚息者，何也？师曰：得病转胞，不得溺也。何以故？师曰：此人故肌盛，头举身满，今反羸瘦，头举中空感一作减，胞系了戾[2]，故致此病。但利小便则愈，宜服肾气圆，以中有茯苓故也。方在《虚劳》中。

师曰：脉得浮紧，法当身躯疼痛。设不痛者，当射云何，因当射言。若肠中痛，腹中鸣，咳者，因失便，妇人得此脉者，法当阴吹[3]。

师曰：寸口脉浮而弱，浮则为虚，弱则无血，浮则短气，弱则有热，而自汗出。

跌阳脉浮而涩，浮则气满，涩则有寒，喜噫吞酸。其气而下，少腹则寒。

少阴脉弱而微，微则少血，弱则生风，微弱相搏，阴中恶寒，胃气下泄，吹而正喧[4]。

师曰：胃气下泄，吹而正喧，此谷气之实也，膏发导之。

少阴脉滑而数者，阴中则生疮。

少阴脉数则气淋，阴中生疮。

妇人阴中蚀疮烂，狼牙汤洗之。

妇人脏肿如瓜，阴中疼引腰痛者，杏仁汤主之。

少阴脉弦者，白肠[5]必挺核。

少阴脉浮而动，浮则为虚，动则为痛，妇人则脱下[6]。

【注释】

[1] 坐药：将药物制成丸剂或锭剂、片剂，或用纱布包裹药末，塞入阴道或肛门内以治疗妇女白带、阴痒及肛周疾病的方法。

[2] 胞系了戾：膀胱之系缭乱屈曲而绞纽。

[3] 阴吹：阴道排气有声。

[4] 正喧：形容阴吹之状，即从前阴排气而发出声响。

[5] 白肠：指子宫。

[6] 脱下：子宫脱垂。

平妇人病生死证第八

论述妇人病的死生之脉。

【原文】

诊妇人漏血下赤白，日下血数升，脉急疾者，死；迟者，生。

诊妇人漏下赤白不止，脉小虚滑者，生；大紧实数者，死。

诊妇人新生乳子，脉沉小滑者，生；实大坚弦急者，死。

诊妇人疝、瘕、积、聚，脉弦急者，生；虚弱小者，死。

诊妇人新生乳子，因得热病，其脉悬小，四肢温者，生；寒清者，死。

诊妇人生产，因中风、伤寒、热病，喘鸣而肩息，脉实大浮缓者，生；小急者，死。

诊妇人生产之后，寸口脉炎疾[1]不调者，死；沉微附骨不绝者，生。

金疮在阴处，出血不绝，阴脉不能至阳者，死；接阳而复出者，生。

【注释】

[1]炎疾：如火上炎的样子。

平小儿杂病证第九

论述小儿杂病之脉证。

【原文】

小儿脉，呼吸八至者平，九至者伤，十至者困。

诊小儿脉，法多雀斗[1]，要以三部脉为主。若紧为风痫[2]，沉者乳不消，弦急者客忤[3]气。

小儿是其日数应变蒸[4]之时，身热而脉乱，汗不出，不欲食，食辄吐呃[5]者，脉乱，无苦也。

小儿脉沉而数者，骨间有热，欲以腹按冷清也。

小儿大便赤，青瓣，飧泄，脉小，手足寒，难已；脉小，手足温，易已。

小儿病困，汗出如珠，著身不流者，死。

小儿病，其头毛皆上逆者，必死。耳间青脉起者，瘛痛。

小儿病而囟陷，入其口，唇干，目皮反，口中出气出冷，足与头相抵，卧不举身，手足四肢垂，其卧正直如得缚，其掌中冷，皆死。至十日不可复治之。

【注释】

[1] 雀斗：如雀啄之状。

[2] 风痫：因肝经积热所致小儿急惊风。

[3] 客忤：客忤，病证名。出自《肘后备急方》。又名中客忤、中人、少小客忤。此证多见于小儿，多因小儿神气

未定，卒见生人或突闻异声、见异物，引起惊吓啼哭，甚或面色变易。

［4］变蒸：小儿在 2 岁以内，由于生长发育的旺盛，其血脉、筋骨、脏腑、气血、神志等各个方面都在不断地变异，蒸蒸日上，每隔一定的时间就有一定的变化，并且还可表现出一些症状，如发热、烦吵、出汗等等，但无病态，是精神、形体阶段性生长发育的一种生理现象。

［5］吐呪：不呕而吐，乳饱即吐出，也泛指呕吐。

新刊王氏脉经卷第十

手检图三十一部

论述人体诸经脉相关内容。

【原文】

经言：肺者，人之五脏华盖也，上以应天，解理[1]万物，主行精气，法五行、四时，知五味。寸口之中，阴阳交会，中有五部。前、后、左、右，各有所主，上、下、中央，分为九道。浮、沉、结、散，知邪所在，其道奈何？

岐伯曰：脉大而弱者，气实血虚也；脉大而长者，病在下候；浮直上下交通者，阳脉也。坚在肾，急在肝，实在肺。前如外者，足太阳也；中央如外者，足阳明也；后如外者，足少阳也。中央直前者，手少阴也；中央直中者，手心主也；中央直后者，手太阴也。前如内者，足厥阴也；中央如内者，足太阴也。后如内者，足少阴也。前部左右弹者，阳跷也；中部左右弹者，带脉也；后部左右弹者，阴跷也。从少阳之厥阴者，阴维也；从少阴之太阳者，阳维也。来大时小者，阴络也；来小时大者，阳络也。

前如外者，足太阳也。动，苦头、项、腰痛，浮为风，涩为□热，紧为宿食。

前如外者，足太阳也。动，苦目眩，头、颈、项腰、背强痛也。男子阴下湿，女子月水不利，少腹痛，引命门、阴中痛，子脏闭。浮为风，涩为寒血，滑为劳热，紧为宿食，针入九分。却至六分。

中央如外者，足阳明也。动，苦头痛，面赤，微滑，苦大便不利，肠鸣，不能食，足胫痹。

中央如外者，足阳明也。动，苦头痛，面赤热，浮微滑，苦大便不利，喜气满。滑者为饮，涩为嗜卧，肠鸣不能食，足胻痹。针入九分，却至六分。

后如外者，足少阳也。动，苦腰、背、胻、股、肢节痛。

后如外者，足少阳也。浮为气涩，涩为风血，急为转筋，弦为劳。针入九分，却至六分。

上足三阳脉。

前如内者，足厥阴也。动，苦少腹痛，月经不利，子脏闭。

前如内者，足厥阴也。动，苦少腹痛与腰相连，大便不利，小便难，茎中痛，女子月水不利，阴中寒，子门壅绝内，少腹急；男子疝气，两圆上入，淋也。针入六分，却至三分。

中央如内者，足太阴也。动，苦胃中痛，食不下，咳唾有血，足胫寒，少气，身重，从腰上状如居水中。

中央如内者，足太阴也。动，苦腹满，上管有寒，食不下，病以饮食得之。沉涩者，苦身重，四肢不动，食不化，烦满，不能卧，足胫痛，苦寒，时咳血，泄利黄。针入六分，却至三分。

后如内者，足少阴也。动，苦少腹痛，与心相引背痛，淋。从高堕下，伤于内，小便血。

后如内者，足少阴也。动，苦小腹痛，与心相引背痛，淋。从高堕下，伤于尻内，便血里急，月水来，上抢心，胸胁满拘急，股里急也。针入六分，却至三分。

上足三阴脉。

前部左右弹者，阳跷也。动，苦腰背痛，微涩为风痫。取阳跷。

前部左右弹者，阳跷也。动，苦腰痛，癫痫，恶风，偏枯，僵仆羊鸣，痛痹[2]，皮肤身体强—作淫痹。直取阳跷，在外踝上三寸，直绝骨是。

中部左右弹者，带脉也。动，苦少腹痛引命门，女子月水不来，绝继复下止，阴辟寒[3]，令人无子，男子苦少腹拘急，或失精也。

后部左右弹者，阴跷也。动，苦癫痫，寒热，皮肤强—作淫痹。

后部左右弹者，阴跷也。动，苦少腹痛，里急，腰及髋窌[4]下相连阴中痛，男子阴疝，女子漏下不止。

上阳跷阴跷带脉。

中央直前者，手少阴也。动，苦心痛微坚，腹胁急。实坚者，为感忤[5]；纯虚者，为下利，肠鸣。滑者，为有娠，女子阴中痒痛，痛出玉门上一分前。

中央直中者，手心主也。动，苦心痛，面赤，食苦，咽多，喜怒。微浮者，苦悲伤，恍惚不乐也。涩为心下寒。沉为恐怖，如人捕之状也。时寒热，有血气。

中央直后者，手太阴也。动，苦咳逆，气不得息。浮为内风。紧涩者，胸中有积热，时咳血也，有沉热。

上手三阴脉。

从少阴斜至太阳，是阳维也。动，苦肌肉痹痒。

从少阴斜至太阳，是阳维也。动，苦颠，僵仆羊鸣，手足相甚者失音，不能言，癫疾。直取客主人，两阳维脉，在外踝绝骨下二寸。

从少阳斜至厥阴，是阴维也。动，苦癫痫，僵仆羊鸣。

从少阳斜至厥阴，是阴维也。动，苦僵仆，失音，肌肉淫痒，痹。汗出恶风。

脉来暂大暂小，是阴络也—作结。动，苦肉痹，应时自发，身洗洗[6]也。

脉来暂小暂大者，是阳络也—作结。动，苦皮肤痛，下部不仁，汗出而寒也。

肺脉之来也。如循榆叶[7]，曰平。如风吹毛，曰病。状如连珠者死，期丙丁日，禺中日中。

心脉之来也，如反笋莞大[8]，曰平。如连珠，曰病。前曲后居如带钩者，死。期壬癸日，人定夜半。

肝脉之来也，搏而弱，曰平。如张新弓弦，曰病。如鸡践地者，死。期庚辛日，晡时日入。

脾脉之来也，阿阿如缓[9]，曰平。来如鸡举足，曰病。如鸟之啄，如水之漏者，死。期甲乙日，平旦日出。

肾脉之来也，微细以长，曰平。来如弹石，曰病。去如解索[10]者，死，期戊己日，食时、日昳、黄昏、鸡鸣。

上平五藏脉。

寸口中脉躁竟尺，关中无脉，应阳干阴也。动，苦腰背、腹痛，阴中若伤，足寒。刺足太阳、少阴直绝骨，入九分，灸太阴五壮。

尺中脉坚实竟尺，寸口无脉，应阴干阳也。动，苦两胫腰重，少腹痛，癫疾。刺足太阴踝上三寸，针入五分。又灸太阳、阳跷，在足外踝上三寸直绝骨是也。

寸口脉紧，直至鱼际下，小按之如持维竿—作鸡毛状，其病肠鸣，足痹痛酸，腹满，不能食，得之寒湿。刺阳维，在外踝上三寸间也，入五分。此脉出鱼际。

寸口脉沉着骨，反仰其手，乃得之，此肾脉也。动，苦少腹痛，腰体酸，癫疾。刺肾俞，入七分。又刺阴维，入五分。

初持寸口中脉，如细坚状，久按之，大而深。动，苦心下有寒，胸胁苦痛，阴中痛，不欲近丈夫也，此阴逆。刺期门，入六分。又刺肾俞，入五分，可灸胃管七壮。

初持寸口中脉，如躁状洪大，久按之，细而牢坚。动，苦腰腹相引痛，以下至足胻重也，不能食。刺肾俞，入四分至五分，亦可灸胃管七壮。

尺寸俱沉，但有关上脉，苦寒，心下痛。

尺寸俱沉，关上无有者，苦心下喘。

尺寸俱数，有热；俱迟，有寒。

尺寸俱微，厥，血气不足，其人少气。

尺寸俱濡弱，发热，恶寒，汗出。一云：内温热，手足逆冷，汗出。

寸口沉，胸中痛，引背。一云短气。

关上沉，心痛，上吞酸。

尺中沉，引背痛。

寸口伏，胸中有逆气。

关上伏，有水气，泄溏。

尺中伏，水谷不消。

寸口弦，胃中拘急。一作心下愊愊。

关上弦，胃中有寒，心下拘急。

尺中弦，少腹、脐下拘急。

寸口紧，头痛，逆气。

关上紧，心下痛。

尺中紧，脐下、少腹痛。

寸口涩，无阳，少气。

关上涩，无血，厥冷。

尺中涩，无阴，厥冷。

寸口微，无阳，外寒。

关上微，中实一作胃虚，能食，故里急一作无胃气。

尺中微，无阴，厥冷，腹中拘急。

寸口滑，胸满逆。

关上滑，中实逆。

尺中滑，下利，少气。

寸口数，即吐。

关上数，胃中有热。

尺中数，恶寒，小便赤黄。

寸口实，即生热；虚，即生寒。

关上实，即痛；虚，即胀满。

尺中实，即小便难，少腹牢痛；虚，即闭涩。

寸口芤，吐血；微芤，衄血。

关上芤，胃中虚。

尺中芤，下血；微芤，小便血。

寸口浮，其人中风，发热，头痛。

关上浮，腹痛，心下满。

尺中浮，小便难。

寸口迟，上焦有寒。

关上迟弱，无胃气，有热。

尺中迟，下焦有寒，背痛。

寸口濡，阳弱，自汗出。

关上濡，下重。

尺中濡，少血，发热，恶寒。

寸弱，阳气少。

少关，无胃气。

尺弱，少血。

上杂言三部二十四种脉。

【注释】

[1] 解理：解释理解。

[2] 痛痹：麻痹。

[3] 阴辟寒：阴如被击打而又寒冷作痛。

[4] 髋窌：窌，洞、窖。指骨盆。

[5] 忤：忤逆。

[6] 身洗洗：身如被浇冷水般寒冷。

[7] 如循榆叶：形容脉如抚摸榆叶般轻浮虚软，不疾不徐。

[8] 如反笋莞大：指脉象轻取大而软。

[9] 阿阿如缓：脉来柔软和缓。

[10] 如解索：脉动数散乱无次序。